悬壶手记

吕奎杰 / 著
吕国林 / 整理

人民卫生出版社
·北京·

图书在版编目（CIP）数据

悬壶手记 / 吕奎杰著. —北京：人民卫生出版社，
2022.4

ISBN 978-7-117-32931-6

Ⅰ.①悬… Ⅱ.①吕… Ⅲ.①中医临床 - 经验 - 中国
- 现代 Ⅳ.①R249.7

中国版本图书馆 CIP 数据核字（2022）第 043154 号

人卫智网	**www.ipmph.com**	医学教育、学术、考试、健康， 购书智慧智能综合服务平台
人卫官网	**www.pmph.com**	人卫官方资讯发布平台

悬 壶 手 记
Xuanhu Shouji

著　　者：吕奎杰
出版发行：人民卫生出版社（中继线 010-59780011）
地　　址：北京市朝阳区潘家园南里 19 号
邮　　编：100021
E - mail：pmph @ pmph.com
购书热线：010-59787592　010-59787584　010-65264830
印　　刷：廊坊一二〇六印刷厂
经　　销：新华书店
开　　本：710 × 1000　1/16　印张：13
字　　数：200 千字
版　　次：2022 年 4 月第 1 版
印　　次：2022 年 6 月第 1 次印刷
标准书号：ISBN 978-7-117-32931-6
定　　价：49.00 元

打击盗版举报电话：010-59787491　E-mail：WQ @ pmph.com
质量问题联系电话：010-59787234　E-mail：zhiliang @ pmph.com
数字融合服务电话：4001118166　E-mail：zengzhi @ pmph.com

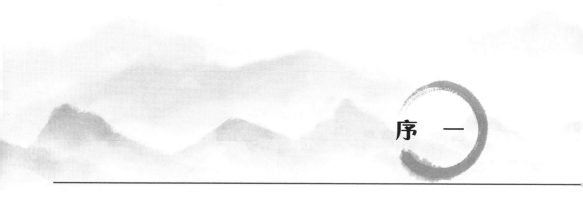

序 一

　　总结、整理、继承与发扬老大夫丰富的临床经验,既是整理和继承祖国医学遗产的一个重要组成部分,也是振兴中医的重要内容之一。

　　吕公奎杰,自幼酷爱中医,秉承庭训,复受师传,行医四十余年,有丰富的临床经验,对中医事业颇多建树。现在他将自己四十余年的临证心得体会及部分医案,整理汇集成册,以供后学者参考,这无疑是对发展中医药事业的一种积极贡献,我表示热烈的祝贺,并衷心祝愿吕氏为发展中医事业作出更大的贡献。

董建华

丁卯年立夏于北京

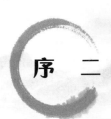

序　二

　　河北省沧州地区中医医院吕奎杰主任中医师，是燕赵名医。自幼酷爱医学，勤求古训，博览群书。上遵《内》《难》，旁通各家，兼收现代科学医理，医学知识渊博，造诣深，医德高，医风正。临床辨证精确，治法灵活，医疗效果显著。诊治疑难病证，胆识过人，具有独到之处，对危重病证多能转危为安。所著《诊余随笔》一书，实为宝贵经验之结晶，若能守方施治，多能立起沉疴。此书是中医临床家的可读之作。祝贺本书出版。

硕炳熙

1991 年 3 月

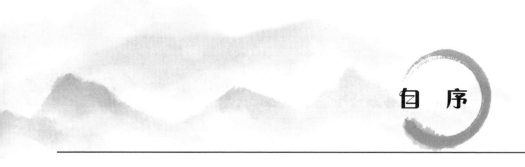

自 序

余自幼酷爱医学，秉承家教，复受师传，行医已40载，虽然有着一些肤浅的经验，但自觉在丰富多彩的中医学中仅是初窥门径，现已年逾花甲，愧无建树，抱着对祖国医学的发展有所贡献、在中医临床上或有可供参考的愿望出发，不揣浅陋，将自己的临床所得，整理、编写成这本《诊余随笔》。

本书的内容涉及医学理论的探讨、处方用药的体会、临床点滴心得、部分医案记录等。有些是临床常见病、多发病的个人用药经验，有些则是对某些奇难重症的临床治疗体会，虽是一鳞半爪，没有可贵的论述，却也敝帚自珍。其中有半数文章在国内医学书刊上发表过；有些曾在内部医学刊物上选载；有些是待发表的资料。现一并加以整理、增删，汇集成册。在编排顺序上，尽量做到系统归类。但由于我平素疏于文墨，医学造诣又很肤浅，故稿凡数易，终于惬意。然年事已高，写作良苦，友朋敦促，亟望付梓，诊余之暇，草成是编。限于水平，且成书仓促，谬误之处，尚希同道们不吝指正。

在这里还应该提出，德高望重的董建华教授，在50年代是我的老师，承蒙他在百忙之中为本书作序，在此表示衷心感谢。

吕奎杰
1991年5月

再版前言

家父吕奎杰(1928—2015)，悬壶河北沧州 50 余年，治验丰富，临证辨治及用药颇具特色，且具有深厚的中医理论功底。其尊崇中医先贤辨证辨病用药的论点，在临床上"师古而不泥于古"，独创多种自拟方，疗效显著。家父集数十年诊疗经验，著有《诊余随笔》一书，于 1992 年由天津科学技术出版社出版，对青年中医师临床实践颇具指导意义。

出于传承名老中医学术思想及经验的愿望，为发掘发扬光大中医学，保存名老中医的宝贵经验，现应邀约将家父的《诊余随笔》一书修订整理再版，改名为《悬壶手记》。本次整理再版，在保留书稿原貌的基础上，少量增加家父学术思想传承相关内容，以体现薪火相传。同时，对书稿格式稍作修整，规范计量单位、修正错别字和标点符号等。希望整理再版此书对中医药的发展有所贡献，对后学中医者有所裨益。

值此再版之际，感谢人民卫生出版社各位工作人员的辛勤工作，感谢天津中医药大学袁卫玲教授的帮助！

吕国林

2020 年 3 月

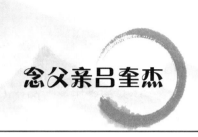

念父亲吕奎杰

父亲仙逝近三载。

1980年初，我退伍归家。直至父亲临终，我一直跟随其身边学习和生活。父亲言传身教，使我受益终生。

2018年，沧州的春天有些反常。往年清明时节大都穿秋衣、衬衣，可是今年清明节当天竟下起了小雪。在墓前祭扫的人们大都又穿上了冬日的服装。看到此景，我不由得拿起笔来：

> 清明扫墓雪纷纷，恻恻春寒人断魂。
> 音容笑貌犹宛在，阴阳相隔两离分。
> 欲再聆听叮咛语，遥望天堂无声闻。
> 谆谆教诲未敢忘，学以致用念永存。
>
> 慈威并重严家训，甘苦同尝益子孙。
> 一炷清香思不尽，悲泪两行谢深恩。
> 告慰先尊无愧疚，晚照余晖暖心痕。
> 父辈精神流芳长，拙笔书文祭亲人。

家父生前酷爱中医，毕生学习和研究中医的理、法、方、药，给我们留下了他独到的学术思想及丰富的诊疗经验。现今，传统医学亟待发掘提高，中医学术必须要有效传承。整理父亲的中医学术思想和诊疗经验，可为中医学的发展作微薄贡献，既是先父遗愿，也是我辈责任。再版此书，书前我记录下家父生前日常生活的点滴，以及行医治病的一些小事，一并奉上。

师尊先贤，独创新意

年少时，我就常听老辈的亲友讲，父亲年轻时就爱学习。少年自习医书，稍长遍访县乡名医，拜师学习，后在本地行医，略有名气。中华人民共和国成立后，父亲曾在当时的沧县卫生协会工作，后考入河北省中医进修学校学习，又进北京中医学院（现北京中医药大学）教学研究班深修。随后进入医院工作，开始了他热爱并为之奉献一生的行医之路。

父亲特别爱看书，只要闲暇就坐在写字台前看书。父亲看的书很多，有《资治通鉴》《史记》等，当然，最多的还是医学书籍，如张仲景的《伤寒论》《金匮要略》，李东垣的《脾胃论》《内外伤辨惑论》，吴瑭的《温病条辨》及张锡纯的《医学衷中参西录》等。父亲讲起历代医家的辨证论治观点、用药思路和经验时，经常是娓娓道来。告诫我一定要多读书，多学习，学医要师百家之长。

父亲尤其尊崇张仲景、李东垣、张锡纯，深读精研仲景医圣的立法方药，且得其精髓要义；赞赏东垣先生的重脾胃之论，常说患者"有胃气则生"，并在临证用药时常加顾护脾胃之品。父亲临诊时也经常引用先贤的理法方药思路，再根据自己的理解，临证增减。在50余年的行医生涯里，父亲还独创了一些治疗方药，如"消炎通脉合剂"治疗血栓性脉管炎、"益肾通淋合剂"治疗慢性泌尿系统疾病等，经临床验证，疗效颇为显著。由于父亲爱看书、爱学习，深研岐黄之术，终成一方名医。可谓一生疗疾除患，活人无数。

父亲不但爱读书，还喜欢写日记，记工作事、记家务事、记访亲探友，更爱记看病诊疗感悟。尤其是一些复杂疑难重病的看病经过、处方用药，父亲都详细记录，并加以分析及体会。父亲的日记本有好几箱，生前他不时地拿出来看看。其写日记的习惯一直到故世前，手不能握笔才罢。

敬业工作，清白一生

20世纪50年代，父亲在北京中医学院教学研究班学习时，曾亲聆中医大家秦伯未、任应秋等教诲，与任继学、周信有等多位国医大师同班学习。1959年底结业后，父亲先到河北中医学院任教，后于河北中医研究院附属医院(原保定地区医院,现河北省中医药科学院附属医院)工作。在保定工作期间,他先后担任保定地区医院中医科主任,保定地区中医学会副理事长兼内科分会主任委员,河北省中医学会理事,《河北中医》杂志编委。1985年,调沧州地区中医院工作,期间,担任沧州地区中医学会副理事长、张锡纯学术思想研究会会长等职。

父亲一生兢兢业业,几乎年年被评为单位先进个人,先后获沧州地区科技战线先进个人、沧州地区优秀共产党员、沧州地区优秀知识分子等称号。父亲对求诊患者,无一不应,时常忙得顾不上吃饭。退休后,仍坚持每周专家门诊,即使到老年患病了,遇患者找到家中求诊,父亲仍带病给患者诊疗,直到手不能执笔才停止。

父亲可谓是享誉燕赵的当代名医(1986年出版的《燕赵当代名中医》一书中记录了有关家父吕奎杰的事迹)。其工作行医几十年,毕生致力于中医事业,清清白白做人,只讲奉献,不图索取。

诊病细心,待患如亲

父亲临诊时,不仅仔细询问患者病情,更是耐心聆听患者倾诉,舌脉详察后,方下笔处方。父亲处方用药,价廉效彰,偶用贵药,也是开小剂量2~3g,注上单包,嘱咐患者说,"这药贵,在一起煎有点浪费,自己单独拿回去,研成细粉,用药冲服吧"。父亲常叮嘱我说:"药不在贵贱,也不在剂量大小,主要是对证,看你用这个药的目的是什么,要看适合用吗?最终要看疗效。"

父亲在门诊遇到病情复杂或者危重的患者,首次处方2~3剂,并常在下班后或者第二天,还要骑自行车到患者家中看望一下患者服药情况(当年电话还未普及)。我曾与父亲说:"不会有什么事的,人家不是说'医不叩门'吗?"父亲却说:"你的思想不对,什么年代了?还讲究这些。对看过的疑难重病,你最好随访一下。看访患者,一是增进医患关系;二是了解服药后的病情变化以便处理;三是关心一下,提高患者的治病信心。"我也只好笑着说:"您真是把患者当亲人了。"记得在保定医院上班时,一位请中医科会诊的外科重病患者,父亲给开了中药,晚上又到病房查看患者服药后的变化,确定有所好转才放心下班。

有的患者因病情较重或者来门诊不便，请求父亲去家中诊疗，父亲也从不拒绝推辞。因为父亲诊治效果好，有求必应，在患者心中一直有很高的威望。

平易近人，和蔼可亲

他是慈祥的父亲、值得尊敬的父亲，更是同事、患者心中的好医生。在我的记忆中，父亲从没打骂过我，也未与母亲发生过口角。母亲晚年身体不好，父亲总是亲自给母亲熬汤煎药，闲暇时陪母亲散步。夫妻二人一辈子相濡以沫。我敬重父亲的人品，敬重父亲为人处事的态度。

在邻里乡亲的眼里，在一起工作的同事眼里，简单来说，我的父亲就是个好人。在外地工作时，父亲每次休假探亲回家，总有许多乡亲邻里来找他看病。有时因上门求诊患者太多，吃饭时间都要推迟很久。父亲诊病细致耐心，经常不厌其烦地向患者解释病情，讲用药后的注意事项，建议怎样调养等。对病患无论近与远，不管衣着破旧与华丽，都是那么和蔼可亲、平易近人。父亲的言行给我留下了深刻的印象，时常想他怎么会有如此的好脾气。

现在父亲走了，没有给我们留下什么物质财富，但却给我们留下了宝贵的精神财富，那就是清清白白做人，谦虚谨慎，平易近人，多读书，爱学习，兢兢业业干工作。这一时、一年好做到，而贵在坚持，父亲一辈子都是这样做的。这就是我的榜样。

还有很多事情想起来是那么遥远，又仿佛近在眼前。在父亲离开的日子里，再次怀念我的父亲。怀念父亲那熟悉的音容笑貌；怀念父亲对我耳提面命的谆谆教诲；怀念父亲作为家的脊梁，对家庭的无私大爱，默默付出；怀念父亲善良礼让、谦虚谨慎的为人处世作风；怀念和父亲分享喜悦的每一个时刻；怀念和父亲一起走过的风风雨雨……

感谢父亲给了我鲜活的生命；感恩父亲教给我堂堂正正做人的道理；感激父亲给予了我恩重情深的无言大爱。

吕国林

2018年4月6日写于沧州

目　录

辨治述要

肺 病 辨 治

　　肺为五脏之华盖，主一身之气。宣发和肃降是肺的两个主要功能。"宣发"含有布散之意，表明肺有向全身布散气血津液，以温养各脏腑组织器官及肌腠皮毛的功用。《灵枢·决气》谓："上焦开发，宣五谷味，熏肤、充身、泽毛若雾露之溉……"即是指肺的正常宣发功能。"肃降"即清肃下降之意，清肃亦可理解为"洁净"，系指肺脏必须保持形质清虚、不容异物的生理状态。古人称肺为"娇脏"，主要说明肺宜清肃，不容异物，不耐寒热。明代赵献可谓："肺为清虚之府，一物不容，毫毛必咳。"清代吴达说："肺胃无湿邪混淆，得以全其清虚之质"，"胃降肺宁，不治咳而咳自愈矣"（《医学求是·咳嗽详求论》）。只有肺气清肃，才能保证其宣发功能的正常进行。肺位居上，气宜下降，只有肺气降，心阳、胃气才能随之下降；也只有肺气正常肃降，才能保证气血津液的正常输布，水道通调，水液糟粕的正常代谢。

　　肺的病理状态，主要表现在咳嗽、喘促、气逆等方面。在病因上，虽有外感和内伤之分，但主要病机是肺的宣发肃降功能失常。六淫之邪外袭，上干于肺，导致肺气失宣，可见咳喘气逆等症；情志内伤，木脏气阴亏虚，或痰浊瘀热上扰，肺失肃降，则咳喘、胸闷、短气，甚至颜面浮肿等症可因之发生。研究肺脏治法和其他疾病一样，不外乎祛邪以安正，或扶正以祛邪，但更主要的是应结合肺脏本身的生理功能，因势而利导。如外邪壅闭者宜散之；痰热上扰者清肃之；气机逆上者降而下之；气阴不足者补而收之。由于人的素体不同，病有虚实兼夹之异，或益阴佐以肃降，或益气辅以宣发，或散收兼施，或祛痰清热养阴兼顾，宜因人因证而施。现结合个人临床体会，就临证较常见、较常用者，谈以下十种治法。

一、宣肺化饮法

此法亦称解表化饮法。风寒外束，肺气不利者，宜宣散之，饮邪内停，咳喘气逆者，宜温化之，治以小青龙汤为基本方。咳甚者加杏仁，有热象者加生石膏。据笔者体会，本方用于慢性喘息性支气管炎，因外感诱发咳喘胸满较甚者，效果较好。根据肺宜肃降，而喘咳患者又多气机上逆的病理特点，临证于原方更加代赭石、炒莱菔子，以降逆下气除满，效果较好。

曾治慢性喘息性支气管炎患者。刘某，男性，51岁，因喘咳胸满短气不得平卧而入院治疗。入院后给予西药抗感染、平喘止咳等治疗3周，喘咳有所好转，但胸憋闷、短气等症不减，氧气吸入每夜仍不能离，食欲不振。应患者要求，改用中药治疗。患者形体较丰腴，精神尚可。苔白，根中部腻滑，脉弦稍大。辨证为外邪已解而内饮未除，冲胃之气挟痰浊上逆，肺失肃降。治以小青龙汤加石膏、代赭石、炒莱菔子。处方药量：炙麻黄4.5g，桂枝7g，白芍12g，甘草12g，半夏12g，干姜4.5g，五味子9g，细辛3g，生石膏20g，代赭石20g，炒莱菔子15g。服药2剂，胸闷短气明显好转，夜晚可不用氧气袋。续服上方4剂，显著好转且出院。

二、宣肺清热法

邪热壅闭肺卫，宣发肃降之令不行，气机郁闭而上逆，身热、喘咳、胸满等症由是而作。邪热上壅，法宜清降；邪闭肺卫，治宜宣通。然热易动血，热邪壅滞，易伤津耗液，成瘀成痰，每可见痰瘀交阻于上之重症。因此在治疗上，宜随证变法，主次兼顾。热邪壅肺之证，临床常以麻杏石甘汤为基础方，随证加减。石膏之用量，常为麻黄之8倍或10倍。痰热明显者，加瓜蒌皮、冬瓜仁、鱼腥草，或合入苇茎汤；舌质深红者，加丹皮、赤芍；气逆明显者，加苏子、赭石；时而欲呕者，加半夏、竹茹；咳嗽较甚者，加百部、紫菀；病久伤阴或素体阴虚见舌红少苔者，加沙参、元参、麦冬之属。总之，宜因人因证而施，灵活应通。肺之蕴热清，肃降之令行，则喘咳等症可止。

三、肃肺止咳法

本治法适用于外邪已解,而咳嗽经久不愈者。"肃",含有洁净、清静之意。久咳不已,多因素体正虚痰饮内停,或兼有热邪干扰,肺体不能保持清虚的状态。以相应的药物来清除余邪是谓肃肺,临床常以止嗽散为基本方。外邪已解者减荆芥;痰浊中阻者合入二陈汤;气阴不足者合入生脉散(或以沙参代党参);咳嗽较甚日久不止者,可加少量炙麻黄、五味子,取一开一阖以达肃肺止咳之目的。

曾治久咳患者。黄某,女,45岁。外感后咳嗽4周不解,咳嗽痰多,甚则欲呕,胸满纳差。苔白根中微腻,脉弦细。乃素有支饮,肺金未清,治以止嗽散。处方药量:百部12g,紫菀10g,白前7g,桔梗9g,橘红9g,枳壳9g,半夏12g,茯苓15g,炙麻黄4.5g,五味子6g,甘草6g。服上药3剂后,咳嗽明显减轻,呕吐止,胸满好转。原方续服3剂,诸症消失。

四、肃肺降火法

肺气膹郁,治节不行,肝火挟胃气上刑肺金者,宜用此法。症见咳嗽痰稠、胸胁疼痛、便秘溲赤、舌红苔黄、脉滑数等。临证常以泻白散加苏子、瓜蒌、黄芩、大黄、黛蛤散、薄荷为基本方。呕逆明显者,加代赭石、枇杷叶;咳痰带血者,加藕节、仙鹤草。咳嗽痰稠日久不解,是由于肺金之不清。肺金不清,宣肃失职,乃因于肝胃之火邪上犯。治以肃肺降火清肝之法,则咳逆自平。

五、养阴润肺法

养阴润肺治法适用于素体肺肾阴虚,或病久伤阴,咳嗽经久不解者。肺肾阴亏,则宣发肃降功能失司,纳气无权,外感后,常表现为余邪恋肺,羁久不解,舌红少苔或无苔,脉细数。临证常以生脉散(沙参代党参)加当归、元参、炙冬花、枇杷叶、百部、薄荷为基本方。咳痰带血者加白芍(宜重用)、仙鹤草;夜睡盗汗者,加生牡蛎、冬桑叶,减薄荷;兼肺部感染者加鱼腥草;喘促短气、肾虚不纳者,合都气丸。

曾治一患者,王某,女,62岁。素体肺肾阴虚,外感后咳嗽久不解,伴短气心悸、夜睡盗汗等。予以原方,以北沙参易党参,减薄荷,更加桑叶、生牡蛎,共服药7剂,诸症消失。

六、养血化痰法

养血化痰治法适用于阴血不足、湿浊中阻、饮邪恋肺之咳逆证。症见咳嗽、吐稀白痰、胸满纳少,或时而欲呕,脉濡细弦,苔薄白腻等。临床常以景岳"金水六君煎"为基本方,随症加减。咳嗽较甚者,加杏仁、百部、紫菀;兼喘促者,加苏子、五味子。本方以熟地补益肾阴,当归养血活血治咳逆上气,合二陈汤降逆化痰和中。熟地得夏、陈则不腻膈;夏、陈伍归、地,则燥润相济,相得益彰。

曾治一农妇。杨某,57岁,外感后咳嗽喘促1个月不解,伴胸膈满闷,时而欲呕,心悸、食少、便秘。脉虚细微弦,苔薄白,根中腻清。辨证为营血不足,湿浊中阻,饮邪上犯。治以金水六君煎加味。处方药量:熟地24g,当归12g,半夏12g,茯苓15g,陈皮10g,苏子10g,杏仁10g,百部12g,五味子7g,甘草6g。服3剂,咳嗽喘促明显好转,继予上方3剂,诸症基本消失。

七、益气解表化痰法

本治法适用于素体气虚,痰饮内停,外感后咳嗽痰多久不解者。临证常以参苏饮为基本方,随症加减。取党参益肺脾之气,苏叶散寒利肺为主,辅以半夏、陈皮、茯苓、枳壳、桔梗、前胡等,降逆和胃利肺化痰止咳。临证应用,每能应手。

曾治一患者。翟某,女,61岁。素体气虚,外感后咳嗽1个月不解,伴胸满短气,痰多,不思饮食,背部时感微恶寒。曾多方治疗不效。诊脉细微弦,苔薄白根中腻滑,舌体稍胖,辨证为气虚外感,邪恋肺胃不解。投以参苏饮,原方略为加减。处方药量:党参12g,苏叶9g,陈皮9g,半夏10g,茯苓15g,枳壳9g,桔梗9g,葛根9g,杏仁10g,前胡7g,甘草7g。连服

5剂,咳嗽胸满诸症消失。

八、降逆平喘法

喘病必气逆。气机逆上者宜降而下之,肺气肃降,喘证亦可好转。降逆平喘治方,临证较常用者有二:一为苏子降气汤,一为定喘汤。上实下虚,湿痰阻膈,症见喘促气逆,胸满,呕吐痰涎,舌苔白滑,脉沉细弦,关前稍旺者,治宜苏子降气汤加代赭石、五味子;若喘哮时作,舌苔薄黄质红,脉弦略数,辨证属于外寒内热者,治宜定喘汤,喘逆较甚者,可加代赭石、净地龙,舌苔腻者加葶苈子。

九、敛肺平喘法

肺肾两虚,久病哮喘,肺气失敛者,治宜敛肺平喘,应用酸味药以敛之。可用"五味子泡鸡蛋方"。原方为:五味子120g,新鲜鸡蛋7个。将五味子、鸡蛋置小盆内,温水浸泡七昼夜,以蛋皮变软为度,弃五味子。以药液(可再加水适量)将鸡蛋煮熟,去皮,晨起一次服,(食量小者可分2次服)。隔5~7日可再服1剂。外感或有内热者忌用。笔者每于原方中更加麻黄10g,杏仁12g,黄芩12g,同五味子一起浸泡。加此三药之目的:①于大剂五味子中少加麻黄,取其敛中有散;②加杏仁、黄芩二味,一则助润肺降逆平喘,一则防过用五味增热也。临床以此方治疗有少年哮喘患者9例,6例痊愈,2例发作减轻,1例无效。

十、温阳利水肃肺法

本治法常用于肺源性心脏病患者,症见颜面及下肢浮肿、喘促胸满不得卧、舌暗紫、苔滑腻、脉细弦小数等。临床常以真武汤合三子汤(苏子、葶苈子、炒莱菔子)加丹参(或当归)为基本方。水肿甚者加泽泻、车前子、木通(宜小量);正虚明显者加党参、五味子;兼肺部感染者加鱼腥草;喘促气逆甚者加代赭石。必要时可加入少量炙麻黄(2~3g)。

本治法取真武汤温阳利水以治本,合三子汤降气祛痰泻肺行水以治标;久病血络必瘀,故加丹参以活血;正虚明显者,加党参、五味益气敛阴以扶正;喘逆甚者加赭石以降冲逆;必要时加少量炙麻黄与五味子,取一散一敛,以适应肺气之开阖。临证用于喘咳胸满、颜面及下肢浮肿明显者,每可收到较好效果。

郁 证 辨 治

　　疏泄，是肝的主要功能之一。疏泄即疏通畅达的意思。肝在五行中属木，古人以木气生发的冲和条达之象来形容肝的正常疏泄功能。肝主疏泄，主要说明肝对人体气机的调和畅达具有非常重要的作用。肝之疏泄功能正常，则气血和调，心情舒畅，精神健旺；肝之疏泄功能正常，则能泌精汁，泄浊阴，脾运健，胃气和；也只有肝的疏泄功能正常，才能三焦通利，水道通调，肿胀诸症无由发生。可见，肝的疏泄功能对人体脏腑功能活动极为重要。俗云"善治肝者，杂病愈半"，实为经验之谈。

一、疏泄功能正常的必要条件

（一）肝血充，心阳宣

　　肝主藏血，主疏泄。疏泄和藏血是肝的两个主要功能，是气和血相互协调维持其相对平衡的两个方面。肝体阴而用阳。藏血是肝之体，疏泄乃肝之用，二者相互依存，相辅相成。肝血充足，则阴能涵阳，肝气不亢奋，肝之疏畅条达功能才能保持正常。若肝之藏血不足，阴不涵阳，气机亢奋，则急躁易怒，头涨、头痛等症可因之发生。

　　肝之疏泄功能正常，依赖于心阳宣通。因肝和心是母子相生关系，肝之藏血充，可上奉心阴，则心血得养，心阳得宣，这是相互滋生的一面。反之，心阳不宣（如劳思过度，耗伤心阴，或痰浊痹阻，气郁血瘀，皆可导致心阳不宣），气机逆乱于上，必然又要影响到肝的正常疏泄功能。如"胸痹""肝着"等，肝气必多郁滞。因此说，肝血充，心阳宣是保持肝之疏泄功能正常的必要条件之一。

（二）肺金清，脾运健

宣发和肃降是肺的主要功能。肺和肝是相互制约的关系。肺气的正常肃降是保持肝阳不偏亢、疏泄功能正常的一个方面。若肺之气阴不足，痰热上扰，皆可导致肺气失宣，肃降功能失常。肺之宣发、肃降功能失常，除可见咳嗽、喘息等常见病症外，必然又要影响肝的疏泄功能，而见胸憋闷、胁胀等。这属于肺病及肝。

所谓脾运健，即"脾气健运"。脾气健运，中焦之气机升降正常，则生化之源充足，四肢百骸得养，肝之藏血、肝之疏泄功能皆可得以保持正常。当然，肝和脾是相互制约的关系，肝病可乘脾，可影响脾气的健运；脾病亦可侮肝，可影响到肝的疏泄功能。如由脾阳失健，湿邪中阻而引起的腹胀肿满诸症，在临床治疗上，除温运脾阳、祛湿等治法外，还必须结合理气疏肝之法。因此说，肺金清，脾运健亦是保持肝之疏泄功能的必要条件。

（三）肾气充，三焦利

肾和肝亦是母子相生关系，古称"乙癸同源"。肾具阴阳水火，肾阴亏虚，可导致肝阳偏亢，造成肝之疏泄功能紊乱，临床可见有肝气抑郁、阴虚火旺等证。全国高等医药院校试用教材《中医内科学》，在论述"郁证"虚证中，有阴虚火旺证，选用"滋水清肝饮"治疗是其例。肾阳不足，气化功能失司，三焦不利，水肿、胀满等病皆可因之发生。水肿胀满病，气机之畅通受阻，又必然要影响到肝的疏泄功能。临床治疗水肿胀满诸病必加用理气疏肝药，亦足以说明这个问题。因此说，肾气充，三焦利，亦是保持肝之疏泄功能的必要条件。

以上几个方面，都是从整体观来探讨肝正常疏泄功能的。从肝脏本身来讲，疏泄功能正常，对各个脏腑的功能活动都有其重要的影响。但是从整体来讲，肝之疏泄功能正常也不应仅看成是肝脏本身的问题，而应看作是整个机体内部脏腑之间，相互制约、相互协调，阴阳气血保持其相对平衡的反映。肝之正常疏泄功能是如此，其他脏腑之正常生理功能亦是如此。

二、郁证

郁证，是由情志不舒、气机郁滞所引起的一类病证。其主要病机是肝的疏泄功能失常。所谓"郁"者，乃滞而不通之意。正如《丹溪心法·六郁》中所说："气血冲和，百病不生，一有怫郁，诸病生焉。"《寿世保元·郁证》中亦指出："夫郁者，结聚不得发越也，当升者不得升，当降者不得降……六郁之病见矣。"

郁证在临床上颇为多见。自朱丹溪倡六郁之说以来，后世多宗之。气、血、痰、热、湿、食六者之中，而以气郁为先，由于肝气先郁，尔后血、痰、湿、热等郁方可形成。就气郁而言，由于平素人的体质不同，临床有虚实之别。实证，是肝之疏泄太过，肝用过强；虚证，乃肝用不及，不能行其条达疏畅之本能。因此，二者在临床治疗上亦自应有别。现就临床最常见者，提出几个治例，略谈其临床辨证与治法。

（一）气滞痰郁证

临床最常见者有两种：一为气滞痰郁、痰气郁结于胸咽之"梅核气"；二为由气滞痰郁引起之精神异常。前者余常以半夏厚朴汤加石菖蒲、薄荷、丹参、元参等药组成基本方，临床灵活加减；后者常以温胆汤加味，诊治多例收效尚佳。

【案1】

臧某，男，38岁，教师。1982年1月初诊。现症：咽中不适，如有物梗阻，咯之不出，咽之不下，咽干时痛，胸中窒闷，自觉异常痛苦。病经2个月余。西医诊为"慢性咽炎"。经多方治疗不效，邀余诊治。患者形体素丰，精神尚可。检查：脉沉细弦小数，苔薄白腻，舌暗红而润，咽部充血较明显。辨证为气滞痰郁，痰热上结于咽。方用半夏厚朴汤加味。

处方：清半夏9g，川朴9g，茯苓15g，苏梗12g，石菖蒲10g，薄荷6g，丹参15g，元参15g，金果榄12g，山豆根10g，桔梗9g，甘草7g。每日服1剂。

患者服上方4剂，咽中不适、梗阻、胸闷等明显好转。续服上方12剂，症状基本消失。

【案2】

王某，女，25岁，工人，1974年9月初诊。主症为胃部痞满，时而欲呕，眩晕，两胁时痛胀，惊悸不眠，时而悲伤欲哭。曾经各医院治疗近2个月，效果不明显。患者面色萎黄，神情呆滞，脉弦略滑，苔薄白腻，舌红润。

诊为"郁证"。乃肝郁气结，湿浊中阻，胃失和降，痰热上扰引起。治宜平肝和胃，化痰清热宁神，予温胆汤加味。

处方：广陈皮12g，枳实9g，半夏12g，茯苓15g，竹茹9g，丹参20g，酸枣仁15g，钩藤12g，珍珠母30g，郁金9g，甘草6g。4剂。

二诊：患者痞满欲呕、眩晕等症均有好转，睡眠较前好，腻苔已退。上方更加小麦30g、大枣5枚，续服。患者来门诊4次，服中药15剂（10日后改为隔日1剂）自觉症状大部分消失。

按：上述2例均为"郁证"。前者为气滞痰郁之梅核气，方以半夏厚朴汤化痰理气解郁，加菖蒲、薄荷，芳香利窍、辛凉宣散，增强解郁化痰之力，更加丹参、元参以和血清热养阴，金果榄、山豆根、桔梗清热利咽，开胸膈滞气，甘草和中清热。后者为气滞痰郁之类"脏躁"，取温胆汤理气化痰、和胃清热，更加钩藤、珍珠母、酸枣仁以平肝潜阳宁神，丹参、郁金养血活血开窍解郁，甘草和中。由于药证相合，均收到较好的效果。

（二）肝郁化火动风证

【案】

赵某，女，25岁，工人，1978年10月6日初诊。患者平素急躁易怒。1周前患感冒，经治疗发热退，继而出现胃脘痞闷，不思食，时而欲呕，眩晕不寐，并逐渐出现手足抽搐。其家属恐惧甚，于当晚7时（星期日）邀余往诊。患者卧床，闭目不欲语，手足抽搐明显。诊脉弦滑略数，重取有力，苔黄腻，舌质红。乃肝郁化火，痰热壅滞，风阳内动之证。治以平肝和胃，清热化痰息风法。

处方：广陈皮12g，枳实9g，半夏9g，茯苓12g，竹茹12g，龙胆草9g，钩藤12g，石决明30g，生白芍12g，丹皮12g，生大黄6g（后下），甘草4.5g。2剂，嘱其当晚煎服1剂。

二诊（其妹陪同来院就诊）：服上药后，手足抽搐呕吐俱止，其他症状亦轻，夜能入睡，解大便2次。上方减大黄，龙胆草改为6g，更加丹参15g，续服3剂，病愈。

按：上例患者平素肝气郁滞，肝阳偏亢，外感后，表证虽退，但内之郁热未解，痰热壅滞引动肝风，胸脘痞闷，欲呕、眩晕、抽搐同时出现。上方仍为温胆汤加味，在理气化痰和胃的基础上，更加龙胆草以清泻肝火，丹皮、大黄凉血泻热通降，石决明、钩藤潜阳平肝息风。郁热必伤阴，加白芍一味，意在和营敛阴。2剂后火热之势已减，龙胆草减小其量，减大黄之泻下，更加丹参以养血活血，是为善后巩固之治。

(三)忧郁伤神不寐证

【案】

沈某，女，49岁，教师。因失眠、眩晕、胃脘胀满、纳呆，1984年5月入院治疗。患者平素多思善感，病失眠、眩晕、乏力半年，西医诊为"更年期综合征"。曾服西药治疗不效。诊脉虚细微弦，左寸尤弱，苔薄白，质暗红而润。辨证为营血不足，肝气抑郁，忧思伤神。治宜养血疏肝、和胃宁神，仿逍遥散合酸枣仁汤化裁。

处方：当归12g，白芍15g，柴胡6g，茯苓12g，半夏9g，佛手9g，酸枣仁30g，川芎6g，知母9g，首乌藤30g，炒谷芽30g，甘草9g。日服1剂。

患者服上方后，眩晕、胃脘满胀等症好转，睡眠较前改善。此后以上方为基础，随症略有加减，原方终未大变。经治1个月后，睡眠及眩晕等症均明显好转，饮食较前增多。乃出院。

按：上例患者，西医诊为"更年期综合征"，病经半年，多方治疗症不减。依据中医辨证，诊为营血不足，肝气抑郁，忧思伤神。治以逍遥散合酸枣仁汤化裁，以养血解郁宁神和胃而收效。

(四)肝气郁结乳腺增生病

《济阴纲目·吹乳痈肿》中指出："乳房阳明所经，乳头厥阴所属，或为忿怒所逆，郁闷所遏……以致厥阴之气不行……遂生结核。"乳腺增生一病，当属于中医学的"乳癖""乳房结核"等范畴。本病多由肝气郁结、气郁血瘀痰滞而成，其主因在于"郁"。余治此类病证，常以疏肝解郁，活血软坚之法，自拟疏肝解郁汤，治本病多例，收效尚好。

【案】

孔某，女，42岁，工人，1981年4月14日初诊。自述两乳房有肿块近1年，痛胀加重已近2个月，经外科、妇科检查，诊为乳腺增生。曾用中西药物治疗，效不显。检查：两乳头后上方各有肿块1个，约有鸡蛋大小。按之较柔软。患者神色尚好，两乳房及胸胁时痛胀。脉沉弦，苔薄白微腻，质暗红而润。诊为肝郁气结，而成"乳癖"，治以疏肝解郁，活血软坚法。

处方：柴胡 10g，郁金 12g，佛手 12g，香附 15g，当归 12g，丹参 20g，赤芍 15g，云苓 15g，昆布 15g，生牡蛎 30g，蒲公英 30g，王不留行 15g，甘草 9g。日服 1 剂。

按： 上方为临床经验方，命名为"疏肝解郁汤"。形体较弱者，疏肝理气药可减小其量，同时可更加党参、桂枝，以增强益气通阳活血之力。患者服药 5 剂后，自述乳房痛胀减轻。10 剂后，上方更加桂枝 9g，昆布改为 20g。先后来门诊 8 次，服中药 30 余剂。胸胁疼胀消失，乳房肿块亦基本消失。2 个月后随访，自述一切甚好。

以上讨论了肝的正常疏泄功能对各脏腑功能活动的重要影响。同时也讨论了肝的疏泄功能正常，不应仅看作是肝脏本身的问题，而应看作是机体内部各脏腑之间相互制约、相互协调的结果。就郁证而言，临床是最常见的。因郁致病，虽然大多属于功能性疾病，但如未能及时治疗或治疗不当（包括精神治疗），常可由功能性转变为器质性，预后不佳。《类证治裁·郁证》云："凡病无不起于郁者……七情内起之郁，始而伤气，继必及血，终乃成劳。"林珮琴的这一段话，应当引起医者的重视。

呕吐、泄泻辨治

一、脾胃为升降运动之枢纽

《素问·六微旨大论》指出："出入废则神机化灭，升降息则气立孤危……升降出入，无器不有。"周学海云："升降出入者，天地之体用，万物之橐龠，百病之纲领，生死之枢机也。"（《读医随笔》）人体之生命活动，无一不是脏腑气机升降出入活动的表现。脏腑气机升降的一般规律是：五脏贮藏清气，宜升；六腑传导化物，宜降。就五脏而言，心肺在上，在上者宜降；肝肾在下，在下者宜升；脾居中央，通连上下，为升降运动之枢纽。正如章虚谷所说："升降之机者，在乎脾太之健运？"（《医门棒喝》）。

（一）脾胃气机升降与其他脏腑的关系

张锡纯引黄坤载论云："人之中气，左右间旋，脾主升清，胃主降浊。在下之气不可一刻而不升，在上之气不可一刻而不降，一刻不升则清气下陷，一刻不降则浊气上逆……胆为少阳之腑，属甲木而化相火，顺则下行而温肾水，相火宁秘，故上清而下暖；逆则上行，出水府而升火位，故下寒而上热。然甲木所以息息归根温水脏者，缘于胃戊土之下降。"（《医学衷中参西录·治吐衄方》）何梦瑶氏亦云："肝主升，肺主降……心主动，肾主静……静藏不致于枯寂，动泄不致于耗散，升而不致于浮越，降而不致于沉陷，则属脾中和之德所主也。"（《医碥》）

纳食主胃，运化主脾。所谓脾主运化，一为运化水谷精微，二为运化水湿。脾阳健运，则水谷精微得以上升于肺，由肺的肃降作用而布达全身，以养四肢百骸。若脾阳失健，运化无权，中焦痞塞，浊气上逆，则呕哕、吐衄、惊悸、眩晕、咳喘、肿胀、泄泻等可因之发生。

(二)关于治法的升降

治疗法则,也可以升降出入概括之,升清阳,降浊阴,散郁火,平亢逆,收敛固涩于内,疏解发散于外,皆属于治法的升降出入。"补阳宜升,升有散之义,凡散剂皆升也","补阴宜降,降有敛之义,凡敛剂皆降也"(《嵩崖尊生书》)。有关治法升降之理,前贤周学海论述甚精,他说:"气之亢于上者,抑而降之;陷于下者,升而举之;散于外者,敛而固之,结于内者,疏而散之。对症施治,岂不显而易见者乎!然此以治病之轻浅者可耳,若深重者,则不可以径行,而必有待于致曲。夫所谓曲者何也?气亢于上,不可径抑也,审其有余不足,有余耶,先疏而散之,后清而降之;不足耶,先敛而固之,后兜而托之。气郁于内,不可径散也,审其有余不足;有余耶,攻其邪而汗自通,故承气可先于桂枝;不足耶,升其阳而表自退,故益气有藉于升、柴。气散于外,不可径敛也,审其有余不足;有余耶,自汗由于肠胃之实,下其实而阳气内收;不足耶,表虚由脾肺之亏,宣其阳而卫气自固。此皆治法之要妙也。……况升降出入,交相为用者也,用之不可太过。当升而过于升,不但下气虚,而里气亦不固,气喘者将有升脱之虞矣;当降而过于降,不但上气陷,而表气亦不充,下利者每有恶寒之证矣。当敛而过于敛,不但里气郁,而下气亦不能上朝;当散而过于散,不但表气疏,而上气亦不能下济矣。故医者之于天人之气也,必明于体,尤必明于用,必明于常,尤必明于变……"(《读医随笔》)

五脏气机之升降正常,关键在于脾阳的健运;治法的升降出入,亦必着眼于调理中气。所谓"执中央以运四旁者"是也。

二、脾胃升降失常的常见症——呕吐,泄泻

(一)呕吐

胃宜降则和。胃气以息息下行为顺。若胃气失于和降,临证最常见者,为呕吐、呃逆、胃脘满胀等。呕吐一症,病因不一,胃火、胃寒、痰浊、食滞、气郁、中虚等皆可引起。然其总的病机是气机逆上,肺胃失其下降之常。现结合三个典型治例,略谈其证治。

1. 阳虚痰滞呕吐

中阳不足,寒湿中阻,气机逆上,则病呕吐、呃逆,脘腹满胀。

【案】

史某，男，70 岁，农民，1981 年 10 月初诊。患者病呕吐、胃脘满胀已 2 个月。因病情日重，其子、孙二人专程护送来诊。经钡剂透视排除了上消化道占位性病变。老人不愿再服西药，乃转请中医治疗。

患者面色萎黄，精神委顿，每日呕吐 2~3 次，呕吐物为痰液及食物残渣，胃脘满胀，食欲不振，大便秘结，2~3 日一行。诊脉细而迟，苔白滑，舌体胖。辨证为脾肾阳虚，痰浊中阻，胃失降和。治以温阳健脾，降逆和胃法。

处方：党参 18g，白术 12g，茯苓 12g，半夏 18g，干姜 6g，炒故纸 10g，当归 15g，陈皮 12g，甘草 6g，生姜 9 大片。4 剂。嘱其煎成后，分 3~4 次频服之。

服药后，呕吐明显好转，脘腹胀满亦轻，饮食较前增多。唯大便仍秘结不畅，腹部仍时有满胀感。上方半夏减为 12g，更加肉苁蓉 18g，川朴 9g，续服。患者来门诊四次，共服药 15 剂，病愈。2 个月后随访。一切甚好。

按： 中阳不足，痰浊气逆之呕吐，临床比较多见。上例为呕吐症之较重者。因年高气弱，不仅脾胃阳虚，且肾阳亦亏，中阳隔拒，气机逆上；由于长期呕逆不能食，津血不能濡于大肠，以致呕吐、脘胀、便秘同时兼见。处方为六君子汤加味而成。在健脾降逆和胃的基础上，重加半夏止呕，更加干姜、炒故纸、肉苁蓉温脾肾之阳，当归养血活血润肠，冀其阳气复，脾运健，而腹满呕吐等症可止。半夏功擅降逆止呕，尽人皆知。但用量较大时，须加生姜以佐之，一可防其毒副作用，二可增强其止呕功用（寒湿呕吐宜之）。

2. 阴虚气逆久呕

久病阴津耗伤，脾虚失运，气火逆上，亦可致久呕不止。

【案】

胡某，女，29 岁。1978 年 2 月，因产后呕吐不能食 50 天而入院治疗。入院后各种检查均未发现异常，唯血红蛋白 75g/L。经用支持疗法及西药镇静止呕等治疗一周，呕吐仍不止。乃请中医治疗。

患者形体消瘦，面色㿠白，精神委顿，自述于产后 4 天开始呕吐，当时较轻，未予注意。近 20 天来，呕吐日益加重，食后即吐，无反酸。伴心慌短气、眩晕、乏力、寐差，大便溏薄，日 2 次（量少不畅）。脉细略数，舌红光无苔。乃素体阴虚，产后脾胃之气阴益伤，肝气抑郁，胃失和降，以致久吐不止。治宜养阴健脾、降逆和胃。

处方：太子参20g，石斛24g，白芍15g，丹参15g，怀山药20g，代赭石24g，半夏12g，川连4.5g，乌梅肉6g，炒枣仁15g，炒枳壳9g，炒谷芽15g。2剂。煎成200ml分3~4次频服之。

患者服上方后，呕吐轻，进食后有时不吐。续服上方4剂，呕吐基本停止，睡眠较前好转，大便亦正常。续予上方略为加减，调治十余日，病愈出院。出院前查血常规，血红蛋白上升至100g/L。

按： 上例为阴虚气逆呕吐之较重者。因长期呕吐，不能进食，以致身体瘦弱，继发贫血，病情日重。胃脾阴虚，冲气挟胃气上干，故食入即吐。处方以大剂太子参、石斛、白芍、山药等养阴健脾，合乌梅酸甘化阴，是为培中以治本，辅以代赭石、半夏平降冲逆；佐以枳壳、谷芽理气解郁，枣仁养血安神，使以少量黄连降其逆上之火，俾阴多阳和，逆气得平，则呕吐心悸等症可止。

3. 气郁风动而吐

肝气郁滞，寒湿中阻，遇冷风即吐，临床较为少见。究其病机，总不外乎气机逆乱，胃失和降。

【案】

王某，男，52岁，工人，1980年11月12日初诊。患者饭后外出遇冷风即吐，夏季轻，入冬以来较重，每天吐3~4次，吐出物为食物残渣夹杂痰液。病经3年。患者形体较丰，精神尚可。除呕吐外，尚伴有胃脘时隐痛，心下痞满，大便溏薄。诊脉沉弦，苔薄白微腻，舌体稍胖。乃气郁胃疼，风冷外袭引动内饮，冲气上逆而吐。治拟降逆温中疏肝和胃法，仿旋覆代赭汤加味。

处方：旋覆花12g，代赭石25g，清半夏15g，党参12g，干姜6g，广佛手12g，沉香9g，防风9g，甘草6g，生姜9g，大枣7枚。5剂。

患者服药后，呕吐明显好转。饭后遇冷风基本不吐，心下痞满亦轻。续服原方。来门诊4次，服药10余剂，病愈。

按： 上例遇冷风即吐已3年，为呕吐症之少见者。上方在旋覆代赭汤降逆消痞止呕的基础上，更加干姜以振奋中阳，佛手、沉香疏肝降气，茯苓健脾渗湿止泻。如防风一味者，防风顾名思义，有防止风邪外侵之意，不期而幸中。

(二)泄泻

"脾宜升则健"。《黄帝内经》(简称《内经》)谓"清气在下,则生飧泄,浊气在上,则生䐜胀",又谓"湿成五泄"。唐大烈云:"夫清气者何？盖指脾气而言,不然,何以浊气在上而生䐜胀也？"(《吴医汇讲》)《内经》论泄泻虽有五种,究其病因,总由脾阳失健,湿自内生,湿邪注于大肠,泄泻由是而作。关于泄泻治法,清代叶天士得其要。如蒋式玉云:"五泄之治,平水火者清其源,崇堤土者塞其流耳！今观叶氏诊记,配合气味,妙在清新,纵横治术,不离规矩,依然下者升,滑者固,寒者温,热者清,脉弦治风,脉濡治湿。总之长于辨证立方,因而投剂自能生效。"(《临证指南医案》)

1. 脾肾阳虚久泻

脾肾阳虚泄泻,临证较多见,其病机可由脾及肾,亦可由肾及脾,总由清气在下,升降失常而然。

【案】

纪某,男,34 岁,干部,1984 年 4 月初诊。患者腹泻已六年。经西医检查,诊为过敏性结肠炎。大便每日 3~4 次,多则 5~6 次,时带黏液,少腹时隐痛,及轻微下坠感,脉沉细微弦,苔薄白滑,根部微腻,质暗而润。乃久病脾肾阳虚,运化无权,湿邪恋于大肠。治宜健脾温阳,敛疏兼施。

处方:炒白术 15g,怀山药 20g,茯苓 15g,炒故纸 9g,吴茱萸 6g,肉豆蔻 9g,五味子 9g,罂粟壳 6g,赤芍 9g,白芍 9g,川厚朴 9g,广木香 10g,甘草 6g。5 剂。

患者服上方后,腹泻减轻,改为日 2 次,少腹隐痛等好转。续服上方。来门诊 5 次,服药 20 余剂,腹泻及腹隐痛症消失。

按:上方为四君子汤、四神丸合芍药甘草汤三方化裁而成。在健脾温阳、收敛止泻的基础上,加厚朴、木香以行气导滞,意在敛疏兼施;加入赤芍、白芍酸敛微寒之品,以和营缓急止痛,且可防故纸、吴茱萸等久服生热;方中更加入罂粟壳一味,伴同肉豆蔻、五味子收涩止泻。从全方看,似乎过于敛,然有厚朴、木香之疏,敛疏相合,相辅相成,久服可无弊。

2. 脾胃阳虚久泻

脾胃阴伤,健运失司,湿热恋下,泻久不止,其治法与脾阳虚者自应有别。

【案】

张某,女,62岁,农民。因久泻不愈,于1978年8月18日住院治疗。入院后,查二便常规无异常。血常规:红细胞 $2.35 \times 10^9/L$,血红蛋白 70g/L,白细胞正常范围。其他检查均未见异常。经输液及消炎止泻等治疗十余天,不效,请中医会诊。

患者面色萎黄,形体瘦弱,闭目懒言。其女代诉:病腹泻已3个月,大便每日3~5次,多则8~10次,为黄色稀软便,无腹痛,仅有轻微下坠感,日食100g,倦怠乏力。脉细略数,舌红润无苔。乃素体阴虚,久泻而脾胃气阴盖伤,健运失司,泻久不止。治拟养阴健脾收敛止泻法。

处方:怀山药30g,莲子肉15g,炒苡仁20g,太子参15g,白芍15g,乌梅肉6g,诃子肉9g,炒车前子15g(包煎),佛手9g,川连3g。甘草9g。4剂。

服药后腹泻较前轻,改为日2~3次,饮食较前增多。续服上方4剂,大便已接近正常。患者精神佳,身体较前有力。要求出院回家调养。处方:怀山药500g,带走回家,嘱其每用30g熬粥,加入鸡子黄一枚(仿张锡纯薯蓣鸡子黄汤意),日服1~2次以巩固之。

按:上例治案,取大剂甘淡养阴固肠清热而获效。泄泻一症,非湿伤脾阳即湿热恋下,因寒因热虽有不同,而清气陷下则一。上例患者脉细数,舌红无苔,若见于其他杂病,生地、元参等药在所必用;但阴虚腹泻者不宜,恐阴柔药助湿增泻也。

3. 土虚木乘久泻

中阳不足,肝木乘之,以致肝脾失调而为痛泻。土虚木乘之久泻,主以痛泻要方,常获满意效果。

【案】

任某,男,59岁,工人,1983年3月4日初诊。自述腹泻已2个月不愈。每日泻4~5次,泻前腹痛,泻后痛减,伴脘腹微胀,消化不好。诊脉沉弦,苔白薄润。乃中阳不足,肝木乘脾之痛泻。治以疏木培土止泻法。

处方:防风15g,白芍15g,陈皮12g,木香10g,白术15g,怀山药20g,干姜6g,茯苓15g,甘草9g。4剂。

患者服药后,腹泻好转,转为日1~2次,腹痛减轻。此后以原方为基础,随症略有加减,服药十余剂,病愈。

慢性肾病辨治

一、藏精与主水的辨证关系

《素问·上古天真论》云："肾者主水，受五脏六腑之精而藏之。"《灵枢·本神》云："肾藏精……肾气虚则厥，实则胀。"藏精与主水是密切关联的两个方面，二者互为依存，互相影响。肾主水液代谢，主要依赖肾的"气化"作用。肾精充、肾气盛，三焦气化功能才能通调，肾的开阖才能保持正常，体内的水液代谢才能保持平衡。否则肾精亏虚，肾的气化功能失司，水邪停蓄于内可成为肿胀。此为形成标实证的一个方面。肾为"封藏之本"，五脏六腑之精微物质皆下藏于肾。肾之藏精还有赖于脾之统摄升清。若肾之闭藏失职，脾之摄精、升清作用失常，则可致"精气下泄"。临床常见慢性肾炎蛋白尿久不消除，糖尿、遗精等皆可出现，此又属本虚的一个方面。

"肾无实证"，肾病多虚，非阳虚即阴虚，或阴阳俱虚。肾病多虚是事实，但肾无实证不符合实际。因《内经》早有肾气"实则胀"之明训。由于肾虚与水液代谢障碍常同时存在，肾虚与湿热、血瘀常同时存在，因此在慢性肾病中，本虚标实证比较多见，也是符合临床实际的。

二、慢性肾病治法

慢性肾病，所赅者广。中医学之肾虚劳损、遗精、阳痿、遗溺及腰膝冷痛等病证，现代医学之泌尿系统慢性炎症、慢性肾上腺皮质功能减退等，皆应包括在内。本文不多涉及。在此想着重探讨慢性肾炎（以下简称"慢肾"）蛋白尿、肾功能不全及肾盂积水等病的治法。从目前来讲，"慢肾"仍属于老大难疾病。本病的致病因素较为复杂，肾脾两虚是发病的内因；风寒湿热侵袭是发病的诱因；而脏腑、气血、三焦气化功能失调，则是构成本病的病理基础。本病常表现为本虚标实，寒热互见，病势缠绵难愈。它属于内科疾病中疑难病证之一。

对于疑难病证的治疗，姜春华教授曾提出用双向调节的治法。他认为，"所谓疑难杂证，顾名思义是证候辨析困难，病机矛盾复杂，治疗比较棘手。其病理变化，在同一个机体内常呈现双向性两极差异，或寒热互见，或正虚邪实，或升降紊乱，或阴阳两损，等等。因此根据《内经》中'阴阳反他，治在权衡相夺'的原则，用双相调节法治疗……"。所谓双向调节，主要是指治法上的寒热并用、阴阳互调、升降两行、扶正祛邪兼顾等。慢性肾病病情复杂，同样适用于双向调节的治法。现结合临床体会，略谈以下几种治法。

（一）精气亏虚，治宜益气化瘀补肾固精

慢性肾炎长期蛋白尿患者，由于肾之闭藏失职，精气外泄，常见有大量的蛋白尿。蛋白尿久不消除，导致体内精气大亏，进而出现低蛋白血症（尿中蛋白属于精气范畴）。精气亏虚，阳不摄阴，失去对血中水液之制约，肿胀则反复出现，以致造成恶性循环。气为血帅，气虚则血瘀，"慢肾"患者又多见有血瘀的临床证候，如舌质紫暗嵌斑、肾区固定部位疼痛等。"慢肾"至肾功能不全阶段，尿中蛋白已不显多，而继发贫血、齿衄鼻衄等症又不断出现。试想，当病情处于稳定阶段（无继发感染及水肿等），予以大剂的益气化瘀，补肾固精治疗，或能促使病情好转。

根据以上治则，拟一基本处方：生黄芪 25~50g，当归 12~15g，丹参 30g，益母草 20~30g，石韦 15g，怀山药 30g，淫羊藿 15g，桑寄生 20~30g，五味子 9g，黑大豆 30g，桑螵蛸 20~30g，蝉蜕 7~9g。

近几年来观察治疗"慢肾"患者 7 例，其中 5 例患者为长期蛋白尿，经治 1~2 个月，3 例患者尿蛋白转阴，2 例患者尿蛋白由原来的 +++ 减至 + 或 ±，自觉症状改善。上方重用黄芪益气培本，促进血液循环，有助于肾功能的恢复；丹参、当归、益母草养血活血祛瘀，改善肾血流量，促进肾脏病变恢复；石韦利水补劳，有消除蛋白尿的功能；淫羊藿补肾温阳，温而不燥，有肾上腺皮质激素样作用，对于慢性肾炎、肾功能低下者当为首选药物；怀山药补脾益肾涩精，张锡纯谓"山药之性，能滋阴又能利湿，能润滑

又能收涩,是以能补肺补肾兼补脾胃"。本品用于"慢肾"蛋白尿甚为合拍;黑大豆益肾解毒,对肾炎蛋白尿有效;五味子敛肺益肾,强阴涩精,用于肾虚久病相合,桑螵蛸属于虫类药,为血肉有情之品,其益肾固精功能较一般药为优;桑寄生益肝肾祛风湿,与黄芪并用,为填补大气之要药(张锡纯语),用于肾精不足、肾气亏虚者甚佳。临证加减:①辨证偏肾阳虚者,酌加附子、巴戟天、鹿角霜;偏肾阴虚者黄芪宜小量,再加生熟地、女贞子、旱莲草;脾虚湿滞者加白术、薏苡仁;血压偏高者黄芪用小量,桑寄生用大量,更加怀牛膝、生牡蛎、菊花。②各型慢性肾炎合并其他感染者(上呼吸道感染或其他继发感染),减黄芪、桑螵蛸,更加金银花、连翘、鱼腥草、白花蛇舌草解毒清热之品,待感染消退后再用基本方。

(二)水邪泛滥,治宜祛邪扶正兼施

慢性肾炎一个突出的临床表现,是水肿反复发作。有的肿势较轻,经及时治疗可很快消退;有的发展较重,水邪泛滥,波及全身。由于多伴有低蛋白血症,水肿消退较为困难。如系肾病型肾炎,有低蛋白血症,中医辨证属脾虚湿滞、水肿久不消退者,其治法宜用利水行气温通的同时,再重用白术、党参、黄芪等益气健脾药,白术用量应在45g以上,参、芪(或前用一种)用量在20g以上,祛邪与扶正兼施,往往能使水肿逐渐消退,而且可巩固疗效。若脾肾阴虚,水邪泛滥,全身浮肿明显者,治法以温阳利水为主,以真武汤合五苓散化裁。待浮肿消退后,再改用益气化瘀补肾为主的治法。

【案】

张某,男,60岁,工人,1979年9月因全身水肿入院治疗。患者两年前患急性肾炎水肿,经治疗水肿消退,尿蛋白一度转阴。但后来尿蛋白又重复出现,两下肢时有浮肿。半月前浮肿加甚,波及全身,颜面及下肢凹陷性水肿,腹部膨隆,尿闭,伴腹泻,时而欲呕。检查:体温36.6℃,血压26/14kPa 尿检:蛋白(+),白细胞(++),红细胞少许。非蛋白氮略偏高。

诊断:慢性肾炎并发水肿;肾性高血压。入院后给予降压、抗感染、利尿等治疗。经治十余天,血压有所下降,但浮肿如故。加非蛋白氮反而较前增高:76mg/dl,二氧化碳结合力38%。考虑为慢性肾炎并发氮质血症。乃请中医会诊。

患者面色晦滞,精神委顿、喘促气急,全身水肿,小便极少,大便溏,时而欲呕,舌质暗淡,苔水滑而腻,脉沉细微弦。乃脾肾阳虚,水湿泛滥,浊邪上逆,气机升降失司,邪实正虚之重症。治法宜温阳利水降逆泻浊和胃。

处方:附子15g(先煎),白术20g,茯苓30g,白芍12g,肉桂6g,泽泻30g,猪苓15g,大腹皮15g,陈皮12g,半夏15g,大黄5g(后下),生姜9片,琥珀粉4.5g(分2次冲服)。3剂。

患者服上方后腹泻3次,尿量较前增多,呕吐止,腹满胀轻。上方半夏改为10g,更加淫羊藿15g,续服4剂,浮肿大部消退。此后改用益肾健脾,温阳活血法为主治疗,经治1个月余,显著好转,出院。出院前尿常规:蛋白(+),血非蛋白氮32mg/dl,血压20.0/12.0kPa。

(三)肾盂积水,治宜益肾温阳,利湿活血

肾盂积水,可由多种疾病引起,如肾部结石、结核、肿瘤、慢性炎症感染及不明原因之尿路梗阻等,病因较为复杂。在此想着重探讨由慢性炎症及少数不明原因之肾盂积水的治法。就临床所见,本病多见有腰部酸重疼痛,下肢及颜面浮肿,畏寒,乏力,脉沉,苔薄腻而润,舌质暗等。根据以上舌脉见症,以大剂的益肾温阳,利湿活血法治疗,每能使症状改善。几年来治疗本病患者8例,对其中5例进行了较长时间治疗观察。5例患者经B超、肾图等检查:肾功能皆有不同程度损害。经中药治疗2~4个月,有3例症状基本消失,1例明显好转,另1例小效。B超、肾图等复查,与治疗前对比,亦有不同程度的改善。基本方药是:熟地、山药、杜仲、淫羊藿、补骨脂、牛膝、滑石、茯苓、泽泻、当归、赤芍、白芍、蒲公英、乌药、木香等。方中熟地、山药、牛膝、滑石、蒲公英等用量一般在30g以上,其余为中等量。

方以熟地补肾填精益血,山药强阴益精,淫羊藿补肾阳祛肾风,杜仲温补肝肾、强腰膝,共为主药;以补骨脂补肾阳祛寒邪,当归、白芍养血和营,滑石淡渗利窍通行水,茯苓益脾淡渗利湿,泽泻利湿行水泻肾经火邪,共为辅药;又以乌药入肾理气,木香疏利肝脾之气,赤芍活瘀清热,蒲公英清热解毒通淋,共为佐药;重用牛膝益肝肾散瘀血并能引药入肾,为使药。临证加减,阳虚明显,腰痛较甚、畏寒肢冷、便溏、脉细者,加附子或狗脊;脉弦稍大,血压偏高时眩晕者,加生龙骨、生牡蛎、天麻,减补骨脂;小便不利,或尿频尿痛,尿检有红、白细胞者,减补骨脂,加萹蓄、木通、黄柏。

【案】

马某,女,47 岁。腰膝酸重疼痛乏力,时眩晕,下肢及颜面浮肿已近半年,后经某医院检查,确诊为肾盂积水(双侧),右肾重度损害,左肾轻度受损。诊见:颜面及下肢浮肿,小便少,大便溏,腰酸重痛,眩晕乏力,脉沉细弦,右旺于左,舌暗红而润,苔根中薄腻。尿检:蛋白(+),红、白细胞各(+~++)。血压 20.0/14.7kPa。辨证为肾气亏虚,湿瘀热邪交阻于下。

处方:熟地 30g,山药 30g,淫羊藿 15g,杜仲 15g,牛膝 30g,滑石 30g,茯苓 15g,泽泻 15g,当归 15g,赤芍 10g,白芍 10g,天麻 10g,蒲公英 30g,木通 7g,乌药 12g,木香 9g。

按:此方服药 10 剂后,浮肿已消退,腰酸重痛显轻。此后减木通,滑石改为 20g,有时更加入桑寄生、川续断等。门诊治疗 3 个月余(1 个月后,每周服药 4 剂),诸症基本消失。三次尿检正常。血压正常。B 超及肾图复查:肾盂积水消失,左肾功能正常,右肾功能由重度损害转为中度受损。

冠心病辨治

一、对冠心病的认识

中医学无冠状动脉粥样硬化(简称冠心病)这一病名,但类似冠心病心绞痛及急性心肌梗死的典型证候描述在中医学的典籍中早有记载。如《素问·脏气法时论》说:"心病者,胸中痛……膺背肩胛间痛,两臂内痛。"《灵枢·厥病》说,"厥心痛,痛如以锥针刺其心","厥心痛,与背相控……如从后触共心","真心痛,手足青至节,心痛甚,旦发夕死,夕发旦死"。《金匮要略·胸痹心痛病脉证治》曰,"胸痹之病,喘息咳唾,胸背痛,短气","胸痹不得卧,心痛彻背"。所谓"厥心痛"之"厥",气逆也,五脏之逆气上犯于心引起疼痛,称厥心痛。厥心痛和胸痹的证候,相当于冠心病心绞痛;而真心痛的证候描述,很符合急性心肌梗死的临床表现。

《金匮要略》论胸痹,着眼于阳虚与痰湿。如说:"阳微阴弦,即胸痹而痛,所以然者,责其极虚也。今阳虚知在上焦,所以胸痹心痛者,以其阴弦故也。"根据临床观察,多数冠心病心绞痛患者,符合胸阳不足、痰浊血瘀痹阻之病机。

冠心病是由于胸阳不足,或气阴两虚,导致气血运行失畅,血瘀、痰浊痹阻,因而出现胸部憋闷、心痛、短气等一系列症状。然而,从中医学脏腑学说及五脏相关理论来认识,胸阳不足,常先由于肾气先虚(肾为元气之根),然后心虚,最后心肾两虚,导致胸阳不振,心血瘀阻,这是虚证的一个方面;另从肝脾失调、病变及心来讲:肝气郁滞,脾失健运,痰浊中阻,上干胸阳,造成营气不运,心脉不通,这又属于实证的一个方面。因此,我们既要看到本病的本质是"虚",又要看到"标实"的客观存在;既要看到病位发生在心,又应和肾、肝、脾胃密切联系起来,整体、全面地进行辨证分析和治疗。

二、对冠心病的辨证论治

冠心病有个共性的病理变化，就是气虚、血瘀、痰浊。因此在治法上的益气、化瘀、祛痰，应成为治疗冠心病的总原则。现根据这一治则，结合临床体会，谈谈本病的辨证与治法。

冠心病临床常见有气阴两虚、痰瘀痹阻、心胃同病、阴虚阳亢等证候类型，现结合部分治例，探讨临床证治。

(一)气阴两虚证

此证型多见短气心悸、胸部憋闷、心前区阵痛、睡眠不好、脉细弦无力、舌暗红而润等。治法以益气养阴活血为主，方用升脉散合炙甘草汤加减：党参(或太子参)、麦冬、五味子、生地、丹参、鸡血藤、枣仁、桂枝、茯苓、郁金、炙甘草等。

气虚明显者减党参易人参，或以白晒参30g另煎，分4~5次服(2日内服完)；胸痛明显，脉细无力者，可加少量附子以增强温阳止痛作用；下肢浮肿，小便量少者，酌加适当的利湿药，偏阴虚者可减桂枝。

本方重用党参、炙甘草、麦冬、五味子、生地等益气养阴之品，鸡血藤、丹参、郁金养血活血；桂枝、茯苓通心阳祛脾湿；枣仁养心安神。

【案】

高某，男，80岁，退休干部。因心前区剧烈疼痛，胸憋闷、气短、大汗出，于1976年12月1日急诊入我院治疗。入院时查心电图发现Ⅱ、Ⅲ、avF，V₂、V₃、V₄、V₅呈QS型，T波倒置或双相；ST段抬高呈单向曲线。诊为急性广泛前壁及下壁心肌梗死。入院后除应用西药扩张冠状动脉止痛、持续吸氧等常规治疗外，并结合中药治疗。

患者脉细弦无力，舌苔薄白，质暗红而润。乃气阴两虚，心血瘀阻。治以大剂益气养阴佐以活血温通。

处方：党参21g，麦冬15g，五味子9g，生地20g，当归12g，丹参30g，郁金9g，桂枝6g，茯苓12g，炙甘草9g。水煎服，日服1剂。

服药3剂后，患者仍萎靡不振，闭目懒言。自觉气短明显，舌质紫暗前半部无苔，嘱继服上方。另用白泡参30g，另煎，分多次频服(2日内服完)。

又过三日，患者精神较前好转，能进少量饮食。唯大便已六日未解，舌质紫暗光剥无苔。考虑气阴大伤，津液不布，原方减桂枝、党参，加太子参 24g，元参、石斛各 20g，瓜蒌、火麻仁各 15g。日服 1 剂。白泡参 30g，煎、服法同前。

服上方 2 剂后，解大便一次，饮食较前增多。此后舌转红润，大便通畅，中药减石斛、火麻仁，日服 1 剂(有时加酸枣仁、稻芽)。共住院 38 天，显著好转，出院。

出院后门诊继服中药调治 1 个多月(每周服药 3 剂)，病情一直稳定。后来给配制"参七琥珀粉"。嘱其长期服用。5 个月后，复查心电图：V_2、V_3、V_4、V_5 呈 VS 波。患者精神一直很好。1978 年冬随访，患者健在，其家住三楼，每日能自己上下楼活动。

(二)痰瘀痹阻证

此证型除有胸部憋闷、胸痛等症外，主要表现为舌苔白厚腻或黄腻，舌质紫暗有瘀斑，脉沉弦或弦滑数。这一证型常见于心绞痛反复发作。治法宜宣痹通阳、活血化瘀。方药：瓜蒌薤白半夏汤合冠心Ⅱ号方化裁。药用：瓜蒌、薤白、半夏、枳实、茯苓、丹参、川芎、赤芍、红花、降香、甘草等。

心绞痛发作较甚，舌质紫暗、瘀斑明显者，加蒲黄、五灵脂；大便燥结加大黄；舌苔黄而燥者减半夏，加黄芩、栀子；下肢浮肿、小便短少者，可酌加泽泻、木通等利湿药。瓜蒌、薤白、枳实、茯苓、半夏宣痹通阳，理气化痰；丹参、川芎、赤芍、红花、降香活血化瘀止痛；甘草缓中。

【案】

张某，男，52 岁，干部，于 1975 年 12 月 23 日夜间急诊入院。患者因过劳，突然感胸骨后、心前区剧痛，疼痛向两肩及背部放射，持续近两小时，伴大汗出，气短、胸憋闷、乏力。曾含服硝酸甘油 3 片，无效。心电图示：窦性心率，电轴左偏，ST 段Ⅰ、avL、V_5、Ⅱ、Ⅲ、avF 呈水平型下降＞0.05mv；T 波 avL、V_5 双相，T 波Ⅱ、Ⅲ、avF 倒置，TV_1 高耸超过同导联的 R 波，$TV_1 > V_5$。诊断：冠心病心绞痛(不稳定型)。入院后给予哌替啶、氨茶碱肌内注射，口服硝酸甘油、双嘧达莫等管状血管扩张药，效果不显，心绞痛仍频繁发作，有时每天达十余次，曾一夜之内自己含服硝酸甘油近 20 片。

主症如上述，脉沉细弦，舌质紫暗瘀斑明显，舌苔厚腻微黄，诊为"胸痹",属痰瘀痹阻证。治以宣痹通阳活血化瘀法。

处方：瓜蒌30g,薤白12g,半夏12g,枳实9g,茯苓15g,丹参30g,川芎9g,赤芍15g,红花9g,降香9g,甘草6g。日服1剂。

连服3剂后,胸痛不减。上方更加蒲黄10g、五灵脂12g。每日2剂,分4次服完。同时给予"宽胸止痛散",每次2g,日3~4次。此后,胸憋闷、胸痛等症明显好转,并逐渐消失。舌质由暗紫逐渐变红润,瘀斑大部消退。心电图逐渐改善：T波Ⅱ、Ⅲ、avF由倒置变为直立。观察至病情稳定出院。

(三)心胃同病

心胃同病是指心气不足,痰浊中阻。症见心悸短气,胸部憋闷或心前区时痛,伴有胃部胀满发堵,食欲不振或时而欲呕等。脉弦,苔薄白腻或薄腻微黄,舌质暗。治宜心胃同治。方用十味温胆汤加减：广佛手、枳实、半夏、茯苓、竹茹、石菖蒲、酸枣仁、丹参、川芎、党参、甘草等。食欲不振加山楂、麦芽;兼头晕头痛加菊花、天麻;睡眠不好、舌质紫暗明显者,加柏子仁、琥珀粉(冲服)。

本方由温胆汤加减而成,以枳实、佛手、半夏、茯苓、竹茹理气和胃化痰清热;丹参、川芎活血和营;党参、甘草、石菖蒲、酸枣仁补气养血,宁神和中。

【案】

王某,女,48岁,工人,于1977年3月入院。入院时查心电图,发现Ⅱ、Ⅲ、avF导联T双相、倒置。诊为冠心病心绞痛。入院后给予扩张冠状动脉药物及维生素C等治疗两周,主要症状不减。乃结合中药治疗。

患者主诉为胸部憋闷、时痛,短气、心悸,胃脘满胀,时而欲呕,脉沉细,舌苔薄白腻。乃心气不足,痰浊中阻,心胃同病。方用十味温胆汤加减。

处方：广佛手12g,枳实9g,半夏9g,茯苓15g,党参12g,石菖蒲9g,酸枣仁12g,丹参20g,川芎6g,甘草6g,焦神曲15g。日服1剂。

服药3剂后,自觉胸憋闷、心悸等好转,胃脘满胀轻。此后以上方为基础,随证加减,共服14剂,患者自觉症状明显减轻,食量增多,欲呕消失。乃出院。

(四)阴虚阳亢证

此证型除胸部憋闷、心悸、心前区时痛等症外,主要表现为眩晕头痛,头涨,睡眠不好,脉弦细数或弦大略数,舌暗红少苔,(血压多偏高)。治宜养阴平肝活血宁神。方用杞菊地黄汤加减:枸杞果、菊花、生地、生山药、泽泻、丹皮、丹参、川芎、珍珠母、首乌藤、桑寄生等。

热象明显者加黄芩、夏枯草;睡眠不好加枣仁;胸部憋闷明显、舌苔薄腻者,加瓜蒌、薤白。枸杞、生地、生山药、菊花、珍珠母养阴护肝;丹参、川芎、丹皮、泽泻活血化瘀,清热利湿;桑寄生、首乌藤益肝肾和络安神。

【案】

王某,男,49岁,干部,1975年10月来本院门诊治疗。自述眩晕耳鸣,睡眠不好,胸部憋闷时痛,气短,已2个多月。检查:血压22/14kPa;心电图:T波、Ⅰ、avL、V$_5$低平或倒置。诊为高血压、冠心病。

患者脉弦大略数,舌质暗红而润,苔根中薄腻微黄。乃肝肾阴虚,肝阳上亢,气郁血瘀,胸阳不宣。方用杞菊地黄汤加减。

处方:枸杞12g,菊花12g,生地12g,熟地12g,生山药15g,泽泻12g,丹皮10g,丹参15g,川芎6g,珍珠母30g,首乌藤20g,桑寄生20g,瓜蒌18g,薤白10g。日服1剂。

服药4剂后,自觉症状好转,眩晕、胸部憋闷等减轻。此后以上方为基础方,随症加减。来门诊6次,服药30余剂,眩晕及胸部憋闷消失。其他症状亦明显改善。血压稳定在20.0/12.0kPa左右。心电图较前有改善。停止治疗,恢复了工作。

附:临床常用的两个经验方

1. 宽胸止痛散

荜茇60g,良姜30g,元胡30g,川芎30g,丹参45g,枣仁45g,冰片2g(另研兑入)。

共研极细末,收贮备用。每服2g,温开水送服,日3~4次。

本方在"宽胸丸"的基础上加减而来。芳香温通与活血化瘀宁神相结合,属温通止痛剂。临床用于冠心病心绞痛,各种类型皆可适用。对于尚未确诊,胸部憋闷、胸痛,疑似冠心病的患者,亦可应用,服后无任何不良反应。

2. 参七琥珀粉

人参、三七各 15g, 琥珀 30g。

共研极细末, 每服 1~2g, 日 2~3 次。

功用: 益气化瘀宁神止痛。临床用于冠心病慢性供血不足, 或急性心肌梗死, 胸憋闷疼痛辨证属于心气不足、气虚血瘀者。

经验体会

发 热 待 查

发热是一个临床症状，可见于多种疾病。发热持续不退而又查不出其他原因者，西医初诊一般称"发热待查"。由于发热的原因不明，只能对症处理。中医学则从病因病机进行辨证论治，有较详细的论述。经用中医中药治疗后，获得较满意效果。现根据中医学理论，结合临床体会，谈谈这方面的辨证论治。

一、半表半里证

邪入半表半里，湿热留恋于少阳、三焦，而致疏泄功能失司。症见恶寒、发热交替出现，胸胁痞满，口苦纳呆，恶心，自觉口中黏腻，脉弦数，苔薄腻或黄腻。邪入半表半里，治法以和解清透为主，或佐以行气化湿之法。常用方剂有小柴胡汤、蒿芩清胆汤、达原饮。发热久不退者，多为外邪与内湿相合，表现为湿热蕴结，缠绵难愈。临床上常以小柴胡汤合达原饮化裁，收效较好。

【案】

刘某，男，28岁，工人。因发热一周不退而入院，各种化验检查均未发现异常。经用各种药物（包括抗生素）治疗近两周，热仍不退，体温常在38.5~39℃。改为中药治疗。

患者发育营养尚可，自述每日下午恶寒发热（有时在中午），胸胁满闷，口苦纳呆，时而欲呕，小便黄，脉濡弦略数，苔白腻微黄，舌红润。辨证为半表半里证，湿热恋于少阳、三焦，治以和解少阳行气化湿为主，方用小柴胡汤合达原饮化裁。

处方：柴胡 15g，黄芩 9g，半夏 9g，沙参 12g，厚朴 6g，槟片 9g，草果 1.5g，通草 6g，赤芍 9g，甘草 4.5g。2 剂。

服药后发热明显减轻，体温降至 37.5℃，食欲好转。原方柴胡改为 12g，赤芍易白芍，又服 2 剂，热即退。后改用养阴和胃法调理，2 剂，痊愈出院。

按：上方即小柴胡汤减党参、生姜、大枣，加沙参；达原饮减知母加通草而成。小柴胡汤为治少阳病的主方，邪入半表半里，半虚半实者宜之。舌苔腻者应减党参，发热日久者，可加沙参以养阴生津。达原饮为治疗"瘟疫"之方，临床用于杂病，症见寒热往来、胸痞、舌苔厚腻者，效果亦很好。本方减去知母，加通草淡渗气寒之品，增强了清利上焦湿热的作用；合小柴胡汤和解退热，相得益彰。据个人体会，柴胡用量一般在 12~15g，必要时可增至 18g，热渐退后再减量。

二、阳明里热证

热邪入里，表现为阳明气热，症见高热、汗出而热不解，口渴欲凉饮，或兼有胸部憋闷，咳嗽喘促，脉洪大或弦滑略数，舌质红。热邪入于阳明，表现为邪正相持，邪盛而正气亦旺，故多高热。阳明热盛易犯心肺，犯肺则咳喘。临床以热邪犯肺证兼咳喘者为多见。阳明里热，治以清泻气热为主，以白虎汤为主方，邪实正不虚者，石膏可重用；若气阴受伤者，原方可加人参（或用党参）以益气生津。有兼症者，治宜在上方的基础上进行加减。

【案】

马某，男，62 岁，干部，因发热久不退来本院就诊。主诉发热咳嗽已十余天，开始为恶寒发热，周身不适，以后为发热不恶寒，体温常在 38.5~39℃，口渴欲冷饮，伴有咳嗽吐黄稠痰。查血象无异常。脉弦大略数，右寸滑盛，苔薄腻微黄而燥。辨为热邪入里，羁留于肺胃气分，治以清泻气热为主，佐以宣肺利湿，方用白虎汤加减。

处方：生石膏 45g，知母 12g，生薏苡仁 24g，桑叶 9g，瓜蒌皮 12g，枳壳 12g，通草 6g，甘草 4.5g。2 剂。

服药后热基本消退，口已不渴，咳嗽亦明显好转，唯食欲不振，脉弦略数，苔已不黄。改用调理脾胃之法少佐清化湿热方，2剂，乃痊愈。

按：上方即白虎汤以苡仁易粳米，加桑叶、瓜蒌皮、枳壳、通草而成。在重用石膏、知母清泻气分热的基础上，加桑叶以宣肺清热，瓜蒌皮、枳壳宽胸理气化痰，通草清利上焦湿热，药证相合，故收效亦好。

三、阴虚发热

阴虚发热多见于久病伤阴或素体阴虚，外感邪热后而阴津愈伤，邪陷阴分，留恋不解。症见舌红少苔或红绛无苔，脉细数或细弦略数，发热以下午及夜间为甚，伴有手足心热、神疲乏力、失眠等。由于阴虚而致虚火上炎，所以心烦失眠等症亦较常见。阴虚发热，治法以养阴清热为主，临床常用青蒿鳖甲汤（青蒿、鳖甲、生地、丹皮、知母）或地骨皮饮（地骨皮、丹皮、生地、白芍、当归、川芎）加减。根据病情变化，有时可在两个方剂的基础上进行化裁。

【案】

王某，女，30岁，农民。因产后1个月，高热半个月不退，于1977年11月入院治疗。入院一周后未查明原因，经用抗生素及其他解热药无效，改用中药治疗。

患者发育营养一般，慢性病容，精神欠佳。自觉手足心热，发热以下午及夜间为甚（体温38.5℃上下），倦怠乏力，食欲不振（日食约150g），舌红绛无苔，脉细弦数。辨为产后阴虚，复因外感而阴津愈伤，以致热邪留恋阴分，治宜大剂滋阴清热为主，仿地骨皮饮合青蒿鳖甲汤化裁。

处方：生地30g，元参24g，白芍12g，当归9g，丹皮12g，地骨皮15g，银柴胡9g，青蒿9g，鳖甲12g，生牡蛎30g。3剂。

服药后，自觉症状明显好转，食欲较前增多（日食300~350g），发热减轻（体温37.6℃）。原方加石斛12g，又服5剂，热解。

按：上方即地骨皮饮合青蒿鳖甲汤去川芎、知母，更加银柴胡、元参、生牡蛎而成。地骨皮饮、青蒿鳖甲汤虽然皆为养阴清热之常用方，但在临床应用上各有其侧重点，前者侧重养阴，而透邪退热之力不足；后者侧重清热透邪，而滋阴之力较差。本例患者高热患于产后，20余天不退，舌绛无苔，阴津大伤，故二方必须化裁合用。方以大剂生地、元参、白芍、丹皮、地骨皮等滋阴凉血清热，鳖甲、生牡蛎育阴潜阳退热，更加银柴胡、青蒿以清虚热透邪外出，药证相合而治愈。

四、脾胃气虚发热

脾胃气虚发热多见于劳倦内伤、中气亏虚的病。患者自觉身热，心烦口渴，渴而不欲多饮，短气乏力，体温有时偏高（37.5~38℃），脉虚大，舌胖嫩，苔薄白润。此即李东垣所说"脾胃气虚……阴火得以乘其土位"，而为"烦热、头痛、口渴"（见《脾胃论》）之症。中气虚弱，血亦亏虚，不能涵养中阳，以致阳气浮越而为发热。脾胃气虚发热，治以甘湿除热法，临床常用补中益气汤加减。据蒲辅周治疗低热的经验，重者用当归补血汤合甘麦大枣汤加党参（见《蒲辅周医疗经验》）。

【案】

张某，男，42岁，干部。因常感发热，于1976年9月来本院就诊。自述1个多月来常觉身热（体温37.5~37.7℃），气短乏力，易汗出，口渴欲饮，但饮不多，食欲差，食后腹满。脉虚大无力，舌胖嫩，质淡红而润。辨证为脾胃气虚发热，由劳倦内伤引起，治宜甘温除热法，仿补中益气汤合甘麦大枣汤二方化裁。

处方：黄芪15g，党参12g，白术9g，当归9g，枣仁15g，柴胡4.5g，升麻1.5g，陈皮9g，浮小麦30g，甘草6g，大枣5个（擘）。

服上方4剂后，自觉气短乏力有好转，身热较前轻，食后腹满亦轻。又续服上方8剂（后4剂改为隔日1剂），饮食较前增多，身热口渴欲饮等症消失。

五、肝郁发热

肝郁发热多见于"郁证"和某些迁延性肝炎或慢性肝炎患者。主要表现为低热（体温在37.5~37.7℃），自觉手心热或手足心热，胸胁痛胀或不适，食欲及睡眠较差，全身乏力等，脉弦或沉细弦略数，苔薄白质暗红而润。肝气抑郁,久而化火,所谓"气有余便是火"。肝郁发热,治宜疏肝解郁养血清热,常用方剂如逍遥散(柴胡、当归、白芍、白术、茯苓、薄荷、甘草),或丹栀逍遥散(逍遥散加丹皮、栀子)加减。

【案】

王某,女,37 岁,工人。因低热久不愈于 1977 年 8 月来院就诊。自述发烧已一个半月,体温常在 37.6~37.7℃,各种检查未发现异常。常感右胁下痛胀不适,食欲差,疲倦乏力,睡眠不好,手心热,脉弦细数,苔薄白微腻,质暗红而润。辨证为肝郁化火,由肝气抑郁、营血内虚,肝脾失调引起,方用丹栀逍遥散加减。

处方:柴胡 6g,香附 9g,佛手 10g,白芍 12g,当归 9g,白术 9g,茯苓 12g,丹皮 9g,栀子 6g,白薇 9g,夜交藤 18g,谷芽 18g,甘草 6g。4 剂。

服药后自觉右胁痛胀轻,饮食较前好转,身热、手心热较前亦轻。此后在上方的基础上,根据病情变化有时进行小量增减,服药近 20 剂(10 剂后改为隔日 1 剂),饮食增多,乏力减轻,体温恢复正常。

按:上方即丹栀逍遥散减薄荷,加香附、佛手、白薇、夜交藤、谷芽。患者的主要矛盾是气郁血虚,气血失调。肝气久郁生热,郁热耗阴则阴血愈虚,肝脾的功能更会受到影响。方中加用香附、佛手、谷芽以增强疏肝解郁调整脾胃功能的力量;更加白薇以清血分之热,夜交藤养血安神活络,扶正祛邪兼顾,目的是调整内在阴阳气血的平衡,因而收到较满意的效果。

体会:按照"发热待查"辨证论治的,主要是对没有其他炎性病变的功能性的发热。"发热待查",临床表现有高热和低热,从以上介绍的五种证型来看,半表半里证和阳阴里热证,临床多表现为高热,阴虚发热有时也可表现为高热;脾胃气虚和肝郁发热,临床多表现为低热。据临床观察,在"发热待查"的患者中,以邪入半表半里和阴虚发热为多见,其次是肝郁发热。临床上我们运用古方,要做到"师其法而不泥其方",在古人有效成方的基础上,根据患者的体质和具体症状,适当地加减运用,即可收到比较满意的效果。

无黄疸型肝炎辨治五法

病毒性肝炎为临床常见病、多发病之一。近年来，无黄疸型肝炎在成年人当中更为多见。根据本病的临床表现，可包括在中医学的"温热证""胁痛""肝脾不和""癥积"等范围内。临床以胁痛、腹胀、食欲不振、乏力等为主症。

无黄疸型肝炎（以下简称"无黄"）的发病原因和黄疸型肝炎基本是相同的，多由湿热毒邪蕴蓄、气郁血瘀、肝脾失调等所造成。"无黄"和黄疸型肝炎相比，病势一般较缓，预后较好。本病发病早期，以湿热蕴结、气滞血瘀者较多，这一阶段的主要矛盾是邪实；迁延日久不愈，则虚实相兼，郁热伤阴同时夹湿者居多。其发病机制是：湿热蕴结、肝之疏泄功能失司，肝脾失调，出现一系列消化系统症状；气滞血瘀，可见有肝脾大；病久郁热伤阴，可见有失眠、手足心热、疲倦乏力等症。"湿热毒邪残未尽，肝郁脾肾气血虚"，可概括肝病日久的病理机制。

本病在急性期如未能及时发现治疗，或治疗不适当、不彻底，易造成湿热毒邪留恋、经久不愈。因此，及时发现治疗，并拟定相应的治法、方药，是治好本病的关键。现结合临床体会，浅谈本病临证常用的五种治法。

一、疏肝解郁清化湿热法

本治法常用于肝炎早期，或慢性肝病急性发作，症见舌红苔腻，脉弦数，胁痛，腹胀，食欲不振（或厌油腻）；肝功能检查，谷丙转氨酶增高者。常用药物：柴胡、郁金、佛手、茵陈、栀子、丹参、赤芍、白芍、败酱草、板蓝根、甘草等。舌质红绛者可重用板蓝根；舌苔厚腻者加藿香、滑石；食欲不振者加焦三仙。

【案】

傅某,女,38岁,工人,1978年4月21日初诊。主诉肝区疼痛、腹胀、食欲不振、乏力已20余天。肝功能检查:谷丙转氨酶480单位(金氏法),麝香草酚浊度(TTT)10单位,麝香草酚絮状(TFT)(+++)。舌红苔黄腻,脉弦略数。辨证为肝郁气滞,湿热毒邪蕴结,治以疏肝解郁清化湿热之法。

处方:柴胡9g,郁金12g,佛手12g,姜黄12g,丹参20g,赤芍8g,白芍8g,栀子9g,滑石15g,败酱草30g,板蓝根30g,甘草9g,焦山楂30g,焦麦芽30g,焦神曲30g。日服1剂。

连服5剂,自觉症状明显减轻。宗上方随症略有加减,续服1个月,自觉症状大部分消失。复查肝功能:转氨酶下降至180单位,麝香草酚浊度下降至8单位,麝香草酚絮状(++)。上方减板蓝根、滑石,更加太子参15g、茯苓15g,继续治疗1个月余,肝功能复查,已基本恢复正常。后以9剂缓调以善后。

二、疏肝解郁活络止痛法

本治法常用于肝病时间较久,肝区疼痛较明显,伴轻度腹胀,脉沉取有力,而肝功能检查无明显异常者。常用药物:柴胡、郁金、佛手、元胡、川楝子、当归、白芍、鸡血藤、王不留行、茯苓、甘草等。肝区痛较甚,舌暗紫或瘀点瘀斑者,可加乳香、没药(量不宜大),或酌加桃仁;沉痛牵及后背者加秦艽。

【案】

杨某,女,34岁,工人,1977年10月14日初诊。患者原病无黄疸型肝炎,经治疗后肝功能已基本正常。唯肝区痛明显,牵及后背部,下午益甚。为此常影响工作和睡眠。诊脉弦,重取有力,舌暗红而润,舌尖部瘀点瘀斑。辨证为气郁血瘀、络脉失和,治以疏肝解郁活络止痛法。

处方:柴胡9g,郁金12g,佛手12g,元胡12g,川楝子12g,当归15g,白芍15g,茯苓12g,桃仁12g,王不留行18g,秦艽9g,甘草9g。日服1剂。

患者服上方6剂后,胁痛明显好转。继服上方20余剂(后加鸡血藤30g),肝区痛基本消失。

三、健脾疏肝养血活血法

本治法常用于肝郁脾虚证。如腹满胀、食少、大便溏、舌暗而润、脉弦细等。常用方药：香砂六君子汤加郁金、当归、白芍、丹参等。舌质暗紫、肝区痛明显者，可参酌活络止痛法加用药物。气虚明显者加黄芪；谷丙转氨酶增高者，酌加败酱草、五味子等。对于本治法在慢性肝病中的应用，治例从略（见"健脾疏肝活血法与慢性肝病"）。

四、养阴柔肝法

常用于病久肝肾阴虚，症见舌红少苔或无苔、脉细数、手足心热或低热、睡眠不好、眩晕乏力等。常用药物：女贞子、旱莲草、生地、当归、白芍、丹参、枣仁、百合、生牡蛎、郁金、谷麦芽、甘草等。肝区疼痛者，可参酌活络止痛法加用药物；经常低热者加银柴胡、白薇。

【案】

王某，女，32岁，小学教师，1977年9月18日初诊。主诉患无黄疸型肝炎已近2年，肝功能一直不正常。常睡眠不好，手足心热，乏力，肝区时痛。近来肝区痛较明显，牵及后背，有时痛如锥刺样，时有低热（体温37.4℃）。肝功能检查：麝香草酚浊度12单位，麝香草酚絮状（++），转氨酶110单位（金氏法）。脉细弦小数，舌暗红无苔，舌尖部瘀点。乃病久肝肾阴虚，气郁血瘀，络脉失和。治以养阴柔肝解郁活络法。

处方：女贞子20g，旱莲草15g，生地18g，当归12g，白芍15g，丹参20g，枣仁15g，百合15g，银柴胡10g，元胡12g，川楝子12g，秦艽9g，甘草9g。日服1剂。

服上方6剂后，低热消失，肝区痛、手足心热等较前好转。续以上方随症加减，门诊治疗2个月，服药近50剂，自觉症状基本消失。肝功能复查，较前有改善。

五、化瘀软坚法

本治法常用于慢性肝炎或早期肝硬化,肝大或肝脾大者。个人临床常用"加味复肝散":丹参 30g,土鳖虫 30g,党参 30g,胎盘 1 具,郁金 20g,姜黄、鸡内金、三七根、白芍 21g,鳖甲 24g,茯苓 30g,黄连 9g。共为细末,每服 3g,日 1~2 次。

上方可单独服用,亦可根据病情结合其他治法应用。如与健脾疏肝法合用或与养阴柔肝法配合应用等。

益气养阴活血法

益气养阴活血治法，《素问·阴阳应象大论》有"形不足者，温之以气，精不足者，补之以味""血实者宜决之"等论述，为后世益气养阴活血法奠定了理论基础。而方剂的创立始自仲景。尔后，唐、宋医家（如孙思邈、钱乙等）不断有所发展；逮至金、元、明、清，李东垣、朱丹溪、张景岳、王清任等诸贤，不断发展创新，使方剂治法日臻完善。益气养阴治法本为气阴两虚者设，在此法的基础上，加用活血化瘀药物，则成为以补为主，补消兼施之治法。近些年来，应用本治法治疗心血管疾病已经取得了新的进展。

个人临证应用本治法常以生脉散为基础加味组成。生脉散首见于《备急千金要方》，原为治热伤元气、阴津大耗、气短倦怠、多汗口渴之常用方。由于本方组方严谨，配伍适当，效果卓著，所以深受历代医家的重视。清代吴仪洛在《成方切用》中对此方解释说："肺主气，肺气旺则四脏之气皆旺……盖心主血脉，而百脉皆朝于肺，补肺清心，则气充而脉复，故曰复脉。"由此可见，凡心血管疾病，症见气阴耗伤者，当以此方为首选。心主血脉，心脏之气阴耗伤，脉络失养，气郁血瘀每常兼见。因此个人认为，益气养阴活血治法，应成为某些心血管疾病的一种基本治法。

一、风心病心衰，长期不能控制

风湿性心脏病（简称风心病）合并心力衰竭（简称心衰），用西药进行强心利尿抗感染等治疗，多能很快收效。但也有些患者由于心衰反复发作，气阴耗伤，血行瘀阻，应用西药久治不效，结合中医辨证治疗，常可收到较为满意的效果。

【案】

袁某,女,19 岁。患风湿性心脏病已 2 年余。因心衰反复发作于 1972 年 11 月住本院治疗。入院后给予西药强心利尿、抗感染等治疗三周,自觉症状不减,心率常在每分钟 110~120 次,乃请中医科会诊结合中药治疗。

患者面色㿠白,精神委顿,闭目懒言,汗出较多。自述气短心悸,睡眠不好,不思饮食,下肢轻度浮肿。脉细微而数,舌暗红少苔。乃病久气阴耗伤,属心阳欲脱之重症,治宜益气救脱养阴活血。

处方 1:白晒参 30g(打碎),煎成 150ml,分 5~6 次服,二日内服尽。

处方 2:太子参 20g,麦冬 15g,五味子 9g,生地 25g,丹参 20g,红花 6g,桂枝 4.5g,茯苓 12g,枣仁 15g,生牡蛎 30g,北五加皮 9g,炙甘草 9g。3 剂。

服上方后,短气心悸等症减轻,汗出明显减少。续服上方 2 剂。此后停服独参汤,以第二方为基础随症加减,续服 20 余剂,症状逐渐减轻,饮食增多,显著好转而出院。出院后,门诊观察治疗 1 个月(每周服药 3 剂),病情稳定,恢复了正常工作。

按:上例应用了两个处方,一为独参汤煎成后频服,侧重益气救脱;二为生脉散加味,侧重益气养阴活血复脉,经过一段治疗,病情转危为安。

二、风心病心衰伴两下肢深部静脉炎

【案】

单某,女,45 岁,工人,1980 年 12 月急诊入本院治疗。入院诊断:①风湿性心脏病合并心衰;②心源性肝硬化。入院后,给予西药强心利尿、抗感染等治疗一周,因两下肢并发深部静脉炎,乃请中医科会诊。

患者面色晦暗,精神萎靡,喘嗽气促,不能平卧;自觉胸憋气短,心悸,夜不能寐,不思饮食。检查:腹水征(+),两下肢肿胀明显,触之有灼热感,肌肤甲错色暗,寸口脉细弦数(每分钟 110 次),重取无力,舌紫暗边有瘀斑,根部薄黄苔,乃病久气阴两伤,气郁血瘀,湿热下注痹阻络脉,治宜益气养阴活血,清湿热通络脉。

处方:太子参 25g,麦冬 15g,五味子 9g,元参 20g,丹参 30g,当归 20g,赤芍 15g,红花 9g,川牛膝 15g,薏苡仁 30g,冬瓜皮 30g,银花藤 45g,甘草 12g。4 剂。

服上方后，两下肢肿胀较前轻，仍感胸部憋闷，咳嗽，夜不能平卧。上方更加全瓜蒌18g，北五加皮9g，续服。此后，胸憋闷、气短、咳嗽等症逐渐好转。服药14剂，两下肢肿胀基本消退，腹水征消失，上方减川牛膝、冬瓜皮、薏苡仁，更加桂枝6g，茯苓15g，调治1个月，显著好转出院。

按： 上方为生脉散合消炎通脉合剂（治疗血栓性静脉炎之经验方）化裁而成。方以生脉散加元参、甘草益气养阴以助心脉，银花藤、当归、丹参、赤芍、红花等清热活血以通络脉；更加川牛膝活血通经引药下行，冬瓜皮、薏苡仁淡渗利湿而消肿胀；待肿胀消，实邪衰其大半，乃减少渗利药，酌加宽胸通阳之品，与益气养阴活血药合用，是为善后培本之治。

三、肺源性心脏病合并感染心衰

【案】

李某，男，64岁，工人，以肺源性心脏病合并感染心衰于1979年3月入本院治疗。入院后，给予抗感染、利尿平喘、持续吸氧等治疗一周，发热退，但喘促胸憋等症不减，乃请中医科会诊。

患者汗出发润，口唇紫绀，喘嗽气促，咳痰色白而稠，自觉心悸而烦，夜不能寐，不思饮食，下肢轻度浮肿，脉细数而促（每分钟120次），右寸滑，舌呈紫蓝色，苔根中薄黄腻，乃久病肺肾两虚、气阴耗伤、痰瘀热邪交阻，本虚标实之重症，先拟养阴活血清热化痰止咳法。

处方：北沙参25g，天冬9g，麦冬9g，五味子6g，元参15g，干苇根30g，薏苡仁18g，冬瓜仁18g，丹参15g，瓜蒌15g，黄芩9g，炒葶苈子9g，海蛤粉18g，赤芍12g。2剂。

二诊：服上方后，胸部憋闷稍舒，其他无变化。原方续服3剂。

三诊：喘嗽气促较前轻，舌根中之黄苔已退。仍感气短心悸，上方减天冬、黄芩、苇根、葶苈子，加太子参5g，当归12g，日服1剂。并为其配制"参蛤三七粉"[白晒参15g，蛤蚧2对（去头足焙干），三七15g，共为细末，每服2g，日2次]间服之。此后，短气、心悸等症逐渐好转，下肢浮肿消退，夜能平卧，饮食增多。观察20余天，病情稳定，显著好转而出院。

按： 王孟英云"感后余热，阻气机之肃化，搏津液以为痰，此关不通，一切滋补无从着手"。上例患者，病久气阴耗伤，痰瘀热邪交阻，补则碍邪，泻则伤正，治颇棘手，本着急则治标、标本兼顾的原则，初用生脉散以沙参代人参，更加元参养阴扶正；合苇茎汤加瓜蒌、葶苈子、海蛤粉、赤芍之属，侧重清热化痰以治标；待痰瘀热邪渐退，乃加入太子参、当归，并配合参蛤三七粉剂，侧重补益肺肾以治本。祛邪不忘扶正，扶正必兼祛邪，而益气养阴活血贯穿始终。经过一段调治，病情转危为安。

四、冠心病心绞痛

有些冠心病心绞痛患者，心前区疼痛等症长期不能解除，若辨证属于气阴两虚胸阳不振而致者，治法可在益气养阴活血的基础上少佐温通之品，常获得较满意效果。

【案】

邹某，男，54岁，军队干部。患冠心病心绞痛已近半年。心电图提示：下壁供血不足。因胸憋闷短气，心前区疼痛经常发作，邀余诊治。患者神色尚可，脉细弦略数，舌暗红而润，边有瘀点。诊为气阴两虚，心血瘀阻，胸阳不振，治宜益气养阴活血佐以温通。

处方：党参18g，麦冬12g，五味子9g，丹参30g，川芎26g，赤芍12g，枣仁15g，瓜蒌15g，桂枝5g，附子5g，炙甘草9g。

服上方5剂，自觉胸憋闷、气短、心痛等症减轻，睡眠较前改善。续服上方加减，调治1个月，服中药近30剂，自觉症状基本消失，心电图较前改善。

按：上方为生脉散加味，在益气养阴活血的基础上，加瓜蒌、桂枝以宣痹通阳，少加附子以温通，取"少火生气"之意。张景岳谓："善补阳者，必于阴中求阳，以阳得阴助则生化无穷；善补阴者，必于阳中求阴，以阴得阳升则泉源不竭。"这一段名言，乃指补益肾阴肾阳而言，窃谓心之阴阳亏虚者，亦可取法。

五、心肌炎合并心衰

【案】

吴，男，42岁，农民，1980年9月急诊入本院治疗。患者一周前患感冒高热，经当地医院治疗症不减，因胸闷气促、心悸等症明显而来本院。心电图提示：Ⅱ、Ⅲ、avF 导联 T 低平、双相，P-R 间期延长。诊为心肌炎合并心衰。用西药抗感染、扩张血管治疗，一周后不见好转，乃请中医科会诊。

中医辨证：患者精神萎靡，闭目懒言，气促，胸憋闷、短气，心悸而烦，低热（体温 37.5℃）口干不欲饮，不思食，脉细而迟（每分钟 44 次），偶有结代，舌红绛无苔，少津。乃热病伤阴，毒邪入于营分，气伤阴竭之候，治以养阴凉血活血法，仿生脉散、清营汤二方化裁。

处方：太子参 24g，麦冬 15g，五味子 9g，生地 30g，元参 24g，丹参 15g，赤芍 12g，黄连 4.5g，莲子芯 4.5g，竹叶 5g，甘草 6g。2 剂。日服 1 剂。

再诊：服上方后症状无改善，仍气促懒言，精神萎靡，舌深红已有津。上方减竹叶，加附子 4.5g，续服 3 剂。此后，胸憋闷、短气等症减轻，能进食（日食 150~200g），后以上方加减，调治 1 个月，自觉症状大部消失。心电图较前有改善。显著好转出院。

按：上例患者舌红绛无苔，少津，是为毒邪入营，阴津耗伤之候，而脉象反见细迟结代者，乃心脏之气阴大伤，心脉失养，血行瘀阻所致。上方以大剂生脉散加生地、元参益气养阴复脉，丹参、赤芍活血化瘀；黄连、莲子芯解毒清热凉血除烦；甘草解毒缓中通经脉利血气（《名医别录》谓甘草有"通经脉，利血气"之功）；少加附子于大剂养阴凉血药中，盖取"少火生气"之意，俾阴得阳升则泉源不竭。药证合拍，收到了较满意效果。

体会：运用益气养阴活血法治疗心血管疾病，应注意两点：一是适当考虑益气、养阴、活血三者之间的比例关系。根据患者的体质和病情演变之不同，或大剂养阴益气佐以活血通络；或侧重益气活血佐以养阴，做到因人因证而施。二是搞好标本先后的治疗关系。有些患者，开始表现为"标实"，即痰浊瘀热等明显，随着病情的演变，继则表现为本虚；有的虚实夹杂或虚多实少。因此在治疗上要分清标本缓急，做到心中有数。总之，益气养阴活血是治法之常，清热祛湿药物时而加用是治法之变，知常达变，在临证中宜细心体会。

化瘀止血法

化瘀止血法,为血证中较为常用之治法,以吐衄便漏诸血证与多夹瘀也。正如唐容川在《血证论》中指出:"吐衄便漏,其血无不离经,凡系离经之血,与荣养周身之血已暌绝而不合……故凡血证,总以去瘀为要。"笔者临床治疗诸血证,根据虚实寒热辨证,每参以化瘀止血之治法。现结合临床体会,谈谈本治法的临证应用。

一、清热化瘀止血

临床治疗吐血衄血,凡辨证属于热实者,常以仲景三黄泻心汤加减。

【案】

张某,男,14岁,学生,1980年4月9日初诊。其父代诉:患儿经常鼻衄,近来较频,出血量亦较多,经耳鼻科检查,鼻腔未见异常。用西药止血不效。诊脉弦稍数,中取尚有力,舌红,苔中心薄黄。患儿自述胸部憋闷,有烦热感。辨证为胃热气逆,迫血妄行,治以清热化瘀止血法。

处方:熟大黄6g,黄芩9g,黄连4g,赭石20g,白茅根30g。2剂。

二诊:服上方后鼻衄止,胸部憋闷、烦热好转。上方减熟大黄、易大黄炭3g,更加白芍9g、甘草6g,续服4剂,病愈。随访半年未复发。

按:张锡纯云,"盖凡吐衄之证,无论其为虚、为实、为凉、为热,约皆胃气上逆,或胃气上逆更兼冲气上冲,以致血不归经,由吐衄而出也"(《医学衷中参西录·论治吐血衄血不可但用凉药及药炭强止其血》)。患儿鼻衄较频,且兼胸闷烦热,脉弦有力,是不仅胃气上逆更兼冲气上冲。故于泻心汤原方中更加赭石、白茅根,增强镇降冲逆、消瘀止衄之力;待鼻衄已止,乃减熟大黄,改用小量大黄炭,更加白芍、甘草,是为善后调理之治。

二、养阴化瘀止血

阴虚气热迫血妄行之"肌衄"(血小板减少性紫癜或过敏性紫癜),常用养阴化瘀止血法。

【案】

储某,女,44岁,干部。1984年3月中旬,因阴道大量出血,严重贫血(血红蛋白25g/L,血小板30×10⁹/L)入本院治疗。患者有原发性血小板减少性紫癜病史,每值经期即出血最多,常十余日不止,胸背四肢出血点反复出现,曾多次住院治疗。此次出血较重,且持续时间较长。入院后,给予输血、抗感染及激素等治疗。近3个月来曾输血16次,血红蛋白升至90g/L,5日前阴道又大量出血,血红蛋白下降至40g/L,血小板40×10⁹/L,因病情反复发作,要求结合中医治疗。

患者精神委顿,食欲不振,脉沉细数,舌暗红前半部少苔,舌下静脉瘀紫,苔根中薄黄微腻。乃病久阴伤,血瘀气热,迫血妄行。先拟养阴凉血化瘀止血法。

处方:怀生地30g,赤芍9g,白芍9g,牡丹皮12g,茜草30g,大黄炭5g,蒲黄炭10g。3剂,二日内服尽。

二诊:阴道出血已止,胸部烦闷好转。患者停止输血。上方茜草改为15g,大黄炭改为4g,续服3剂。此后,上方减蒲黄炭,更加黄芪、陈皮、续断、生牡蛎等,调治十余剂,血红蛋白升至75g/L;血小板60×10⁹/L,出院。出院后门诊治疗2个月,血小板稳定在(70~80)×10⁹/L,血红蛋白90~100g/L。经期血量减少。

按:上例患者出血较重,曾反复输血,长期应用激素等治疗,出血终未能控制。根据中医辨证,以大剂生地、赤芍、白芍、丹皮养血凉血化瘀清热,重用茜草配伍大黄炭、蒲黄炭祛瘀止血。待出血已止,热象已退,乃减蒲黄炭,减茜草、大黄炭之量,更加黄芪、陈皮、续断、生牡蛎等,益肾健脾,气血兼调,病情乃趋于稳定。

三、和胃化瘀止血

久病出血,若辨证为湿瘀热邪交阻,胃失和降而致者,治宜和胃祛瘀止血。

【案】

王某,男,46岁,干部,1971年12月29日初诊。患者于1961年开始大便下血,曾在保定、北京等地检查治疗。初疑为结肠炎,但出血次数及血量逐渐增多,而末梢血象中血红蛋白反而高达(180~210)g/L。1965年6月,经北京某医院确诊为真性红细胞增多症。主症:便血(柏油样便),牙龈出血,时尿血、鼻衄,呕血。近一二个月,每隔6~7天即大出血一次,连续2~3天,大便下血有时一天10余次,血量最多达1 000ml。伴胸骨及全身骨骼疼痛,头痛,眩晕、咳嗽、胸部憋闷,时而欲呕,不思饮食等。诊见面色晦暗,精神委顿,脉右弦略滑,左沉涩,舌苔根中黄腻,质暗红。辨证为久病正虚,湿瘀热邪交阻,胃气失和。治宜和胃清热祛瘀止血。药用:丹参、当归、茜草、小蓟、半夏、茯苓、佛手、瓜蒌皮、黄芩、薏苡仁、大黄炭、三七根、甘草等,随症加减。治疗20天后,出血明显减少,自觉症状亦轻。乃结合丸剂间服,煎剂、丸剂并进。经治2个月后,周期性出血已基本消失。此后仍以上方为基础,有时兼予养阴平肝清热活血方,调治半年余,红细胞、血红蛋白逐渐恢复正常。

按:上例患者属于血液病之一。出血症状比较严重。从长期出血,面色晦暗,饮食减少等症来看,似属于虚证,但结合脉、舌象分析,脉右沉弦有力,左沉涩,舌苔黄腻,质暗红,说明邪实(瘀、热、湿)仍占主要位置。因此在治疗上始终侧重于和胃清热化瘀止血。由于药证相合,因而收到了较为满意的效果。

四、温阳祛瘀止血

凡大便下血、功能性子宫出血,若辨证属于中阳不足,统摄无权,血不归经而致者,治宜温阳健脾祛瘀止血。

【案】

冯某,女,60岁,农妇,于1975年10月初诊。患者有慢性胃病史,常胃痛,大便色黑,近1个月来胃痛加重,大便日2~3次,柏油样,食欲不振。粪检:隐血强阳性。上消化道钡剂造影:十二指肠冠部有黄豆粒大龛影。化验检查:白细胞$6.2×10^9$/L,血红蛋白85g/L。西医诊断:十二指肠球部溃疡合并上消化道出血;继发贫血。经用西药治疗,效不佳。

中医辨证:患者面色萎黄,形体瘦弱,精神委顿,自述短气乏力,胃疼持续不断,得温稍舒。脉细弦而迟,舌暗淡而滑腻,舌下静脉瘀紫。乃中阳不足,健运无权,湿瘀交阻,络伤血溢。治拟温运中阳,祛瘀止血,仿理中汤、丹参饮二方化裁。

处方:党参15g,白术12g,炮姜6g,补骨脂12g,茯苓12g,广木香5g,丹参5g,砂仁4.5g,白芍9g,炒蒲黄12g,甘草9g。4剂。

二诊:服上方后胃痛明显减轻,大便转为日一次,已无柏油样,饮食较前增多。继予上方加减,调治一周,大便隐血转阴。

按:上方以参、术、苓、草、炮姜益气健脾,温运中阳,补骨脂补益肾阳,砂仁、广木香理气止痛,丹参、白芍养血活血和营,蒲黄伍炮姜,祛瘀温中而止血。俾中阳健运,营气和调,则胃痛便血自止。

五、益气养阴化瘀止血

素体阴虚或久病气阴两伤,而见吐衄咳血等症者,治宜益气养阴化瘀止血。

【案】

平某,女,32岁,工人。支气管扩张,咳血较重,于1981年4月来院就诊。自述:几年来经常咳嗽痰中带血,经某医院肺部拍片检查,诊为支气管扩张。近二周来,因外感后咳嗽痰中带血加重,有时咳血盈口。伴气短胸憋闷,心悸,食欲不振,时而欲呕,下午低热(体温37.5℃)。患者面色萎黄少华,精神委顿,舌暗红少苔,脉细微弦略数。乃气阴素虚,复加外感,邪热恋肺,迫血妄行,治宜养阴清热化瘀止血。

处方:太子参15g,寸冬12g,五味子6g,生地15g,阿胶珠(烊化)10g,生牡蛎30g,代赭石20g,冬桑叶10g,黄芩9g,赤芍7g,白芍7g,粉丹皮

12g,大黄炭3g,血余炭(研粉冲服)1.5g。4剂。

二诊:咳嗽咳血明显减轻,下午已无发热,饮食较前增多。更以上方加减,续服4剂,咳嗽止,其他症状亦消失。此后,以上方减桑叶、阿胶珠,更加半夏、白及适量,嘱其服9剂,长期服用以巩固之。

按:上例为气阴两虚之咳血症。方以生脉散加生地、阿胶珠益气养阴止血,黄芩、冬桑叶清肺热,赤芍、白芍、丹皮和营凉血祛瘀,代赭石、大黄炭、血余炭降冲逆化瘀止血,俾瘀热清,气阴复,而咳血低热诸症可解。支气管扩张为一难根治之痼疾,待血止以后,宜注意调摄,继服丸剂缓调,则其咳血不再发。

六、养血疏肝化瘀止血

有些崩漏患者,常经久不愈,若辨证属于血虚气郁,冲任失调引起者,宜用养血疏肝化瘀止血法。

【案】

薛某,女,24岁,某大学学生,1981年4月18日初诊。主诉:月经淋漓不断已40余天,时忽大下。伴全身无力,小腹部坠胀,胁肋时感不适。患者面色萎黄,精神尚可。脉弦细略数,舌质暗红而润,舌尖有瘀点,苔薄黄。乃肝血不足,气郁血瘀,冲任失调而致经漏,治宜养血疏肝化瘀止血。

处方:白芍15g,当归10g,柴胡7g,香附12g,白术12g,茯苓12g,牡丹皮12g,焦栀子9g,海螵蛸15g,茜草10g,蒲黄炭9g,甘草9g。4剂。

二诊:服上方后经漏止,小腹部坠胀亦轻。上方减蒲黄炭、焦栀子,更加生地15g、川续断15g,续服5剂,病愈。

按:上方为丹栀逍遥散加香附、海螵蛸、茜草、蒲黄炭组成。方以归、芍、术、苓、甘草养血健脾和中,柴胡、香附疏肝解郁,牡丹皮、栀子清热凉血化瘀止血,海螵蛸、茜草,蒲黄炭入肝肾祛湿化瘀止血。值得提出的是:海螵蛸、茜草二味,《内经》用以治血枯、气竭精伤,时时前后血。近代名医张锡纯盛赞二药疗崩漏带下化瘀止血之功。笔者临床每喜用之,甚为应手。

体会:化瘀止血药临证较常用者有:大黄炭、三七、茜草、海螵蛸、蒲黄、血余炭等。大黄能通降逐瘀清热,炒炭存性小量应用,除清热祛瘀止血外,还有较好的健胃功用,久病体虚兼瘀者用之甚宜。三七根有较好的化瘀止血功用,自不待言。茜草色赤入血,既可活血通经,又善止血,与海螵蛸同用,为入肝肾调冲任化瘀止血之妙品。蒲黄生于水中,除化瘀止血功用外,尚有祛湿作用,因湿瘀交阻而出血者,于相应的辨证处方中加入炒蒲黄一味,效果较佳。张锡纯谓:血余炭"其性能化瘀血,生新血,有似三七,故善治吐血衄血"。久病体虚兼瘀而吐衄者,用之甚宜。

化瘀止血与收敛止血常同时应用,以增强止血塞流之功。如棕皮炭、仙鹤草、白及粉等,常和大黄炭、炒蒲黄等伍用,既可加强止血,又可防其留瘀。笔者过去曾配制"止血胶囊",即由白及粉、三七粉、大黄粉三味组成。临床用以治疗吐衄便血等,收效较佳。

镇冲降逆法

冲者，乃奇经八脉之一，源出《内经》。如《素问·痿论》说："冲脉者，经脉之海也，主渗灌溪谷，与阳明合于宗筋，阴阳总宗筋之会，会于气街。"《素问·骨空论》说："冲脉者，起于气街，并少阴之经，侠脐上行……"《难经·二十九难》云："冲之为病，逆气而里急。"继《内经》《难经》之后，对于冲脉之气为病，有所探究和发挥者，当首推张锡纯先生，如：冲气上冲之病甚多，而医者识其病者甚少，即或能识此病，亦多不能洞悉其病因，而施以相当之治法也。冲者，奇经八脉之一，其脉在胞室两旁，与任脉相通，为肾脏之辅弼，气化相通，是以肾虚之人冲气多不能收敛，而有上冲之弊。况冲脉之上系原隶属阳明胃府，因冲气上冲，胃府之气亦失其息息下行之常，或亦转而上逆……盖冲气上冲之证，固由于肾脏之虚，亦多由肝气恣横，素性多怒之人，其肝气之暴发，更助冲胃之气上逆。治此证者，宜以敛冲镇冲为主，而以降胃平肝之药佐之。综上所述，张氏所论之"冲气"，实指冲脉之逆气而言。他洞悉病因，探究治法，常以代赭石、半夏镇降冲逆，龙骨、牡蛎等潜阳敛冲。所制定之镇冲降逆诸方，据证选用，每能应手。

一、呕吐

张氏认为："从来呕吐之证，多因胃气冲气并而上逆。半夏为降胃安冲之主药……"凡呕吐重症，必重用代赭石、半夏取效。其所定镇逆汤、薯蓣半夏粥二方，组方严谨，药专效宏。

【案】

刘某，男，54岁，工人，1986年1月17日初诊。患者病呕吐已近4个月,每日呕吐 3~4 次。呕吐物多为痰液,时夹杂食物,伴心下痞满不适,时嗝逆,纳食甚少。曾多方治疗,效不佳。经上消化道钡剂造影,排除了占位性病变。患者形体较瘦弱,精神尚可。脉弦稍大,苔白根中薄腻,舌暗红而润。乃肾脾素虚,肝阳偏旺,冲气胃气并而上逆,予镇逆汤加减。

处方:代赭石 30g,清半夏 15g,太子参 12g,白芍 12g,龙胆草 5g,吴茱萸 3g,广佛手 10g,茯苓 15g,生姜 7 片。3 剂。

二诊:服上方后,两日来未呕吐,心下痞满亦轻,饮食较前增多。上方代赭石、清半夏减小其量,减吴茱萸、龙胆草,更加木瓜 9g,怀山药 15g,续服 4 剂,病愈。

按:上方为镇逆汤减青黛,更加茯苓、广佛手组成。方中重用代赭石、清半夏镇冲降逆止呕,是为主药;辅以少量吴茱萸、龙胆草,辛苦合用,下气开郁散结,清泻逆上之火,所谓"散痞通胃必以辛,泄肝清热必以苦"也。冲气之逆上,肝木之恣横,乃由于肾脾之虚,摄纳失司,健运无权,故加白芍养阴柔肝,太子参、茯苓益气渗湿健脾,佛手调中气,生姜助半夏和胃止呕,且可防重用清半夏产生之毒副作用。3 剂后呕吐止,痞满轻,乃减吴茱萸、龙胆草,更加木瓜、怀山药以疏肝和中益肾,是为善后巩固之治。

二、脑出血

张锡纯制定镇肝熄风汤及建瓴汤二方,以治内中风证。由于脉弦长有力,头目眩晕、痛胀,上实下虚,或昏仆者。方以代赭石降胃镇冲,龙骨、牡蛎、龟甲潜阳敛冲,白芍、地黄益肝肾养阴纳冲,川楝子、麦芽等理气疏肝。张氏以为:"风名内中,言风自内生,非自外来也……此因肝木失和,风自肝起,又加以肺气不降,肾气不摄,冲气胃气又复上逆,于斯,脏腑之气化皆上升太过,而血之上注于脑者,亦因之太过……其甚者,致令神经失其所司,至昏厥不省人事。"此二方皆为后人所喜用,临床验证,甚为应手。

【案】

王某,男,46 岁,工人,1974 年 10 月入院。入院后经腰椎穿刺确诊为脑出血。入院二天后,结合中药治疗。患者面赤气粗,呈半昏迷状态。血压

25/16kPa。右侧肢体瘫痪，口角向左歪，脉弦大而数、两寸滑，苔黄腻而燥，舌质红绛。乃阴虚阳亢，风阳挟痰热上扰，蒙蔽清窍。予镇肝熄风汤加减。

处方：代赭石 30g，怀牛膝 30g，生龙骨 18g，生牡蛎 30g，龟甲 24g，元参 15g，白芍 15g，丹皮 15g，天冬 12g，川楝子 9g，钩藤 15g，胆星 6g，甘草5g。2剂。安宫牛黄丸一丸。水化服。

二诊：患者神志已清醒。可进少量饮食。惟大便仍未解。上方更加全瓜蒌 30g，续服 2 剂。此后大便畅通，黄腻苔已退，舌质由紫绛转为暗红而润，原方减瓜蒌，更进 2 剂，下肢可轻微屈伸。血压下降，并稳定在21.3/13.3kPa。先后共服药 22 剂，患者自己可下床活动，住院治疗 1 个月，显著好转，出院。

按：上方为镇肝熄风汤增牡蛎、龟甲之量，减茵陈、麦芽，更加丹皮、钩藤、胆星组成。据张氏方后自注云："方中重用牛膝以引血下行，此为治标之主药，用龙骨、牡蛎、龟甲、芍药以镇息肝风，代赭石以降胃降冲，玄参、天冬以清肺气，肺中清肃之气下行，自能镇制肝木……川楝子善引肝气下达。"患者舌红绛，苔黄燥，在原方基础上，更加丹皮以凉血化瘀清热，胆星、钩藤豁痰清热息风。肝风息，阳亢平，瘀热解，因而使加重的病情能很快好转。

三、咳喘

张锡纯治外感痰喘，喜用小青龙汤加石膏，并极赞本方之功效。他说："小青龙汤为治外感痰喘之神方。其人或素有他证，于小青龙汤不宜，而至于必须用小青龙汤时，宜将其方善为变通……平均小青龙汤之药性，当以热论，而外感痰喘之证，又有热者十之八九，是以愚用小青龙汤三十余年，未常一次不加生石膏。即所遇之证分毫不觉热，亦必加生石膏五六钱，使药性之凉热归于平均。"个人每宗张氏之论，并根据喘病多冲气上逆之病理特点，临证应用小青龙汤时，又常加入代赭石以镇降冲逆，或更加炒莱菔子以下气祛痰除满，经多年临床应用，认为效果较好。

【案】

郝某，男，56 岁，干部，有咳喘病史。1973 年 6 月，因咳喘胸满不得卧入院治疗。入院诊断：①喘息性支气管炎合并感染；②肺气肿。入院后，经西药抗感染及平喘止咳等治疗1个月余，喘咳有所好转。但胸憋闷、短气依然如故，夜间仍不得平卧，每夜必备用氧气袋。乃请中医会诊。

患者形体丰腴，精神委顿，自述胸憋闷明显，时有喘咳，吐泡沫样痰，不思饮食，脉弦大略数，苔根中薄腻微黄。乃痰浊中阻，冲胃之气上逆，肺失肃降，投以小青龙汤加石膏，更加镇逆下气之品。

处方：炙麻黄4.5g，桂枝7g，白芍12g，半夏12g，五味子9g，干姜4.5g，细辛3g，生石膏24g，炒莱菔子15g，代赭石18g，甘草9g。2剂。日服1剂。

患者服上方后，胸憋闷、短气好转，喘促轻，夜能平卧，已去掉氧气袋。饮食亦较前增多。续予上方，共服药6剂，显著好转而出院。

按：上方为小青龙汤加石膏，增代赭石，炒莱菔子。因患者久病正虚，冲气不敛，故原方药量亦有所增减：麻黄用量变小，且用炙，恐正虚之体不任大剂发散也；白芍、五味子、甘草之用量稍大，旨在增强敛阴扶正之力；重用半夏，更佐代赭石以降冲逆，加生石膏以解因郁之热，炒莱菔子降气和中除满，俾冲气敛痰热除，肺中清肃之气下行，而喘满等症可止。

四、妇女倒经

张锡纯宗陈修园借用《金匮要略》加味麦门冬汤治妇女倒经之论，并加以发挥。他说："……少阴肾虚，其气化不能闭藏以收摄冲气，则冲气易于上干；阳明胃虚，其气化不能下行以镇安冲气，则冲气亦易于上干。冲中之气既上干，冲中之血自随之上逆，此倒经所由来也。麦门冬汤，于大补中气以生津液药中，用半夏一味以降胃安冲。且以山药代粳米，以补肾敛冲，于是冲中之气安其故宅，冲中之血自不上逆……经脉所以上行者，固多因冲气之上干，实亦下行之路有所壅塞……故又加芍药、丹参、桃仁以开其下行之路……"根据张氏之论，我在临床治疗倒经患者，常以此方加减。

【案】

王某，女，34岁，1975年10月，因闭经、鼻衄来诊。自述近4个月来，每值经期即鼻衄，开始衄血量少，尔后衄血逐渐增多，月经量则逐渐减少。

近2个月来，月经闭止，伴头晕，心悸而烦，胸胁满，食欲不振等。诊脉弦略数，舌暗红而润。依据脉证，投以加味麦门冬汤。

处方：麦冬18g，党参12g，清半夏12g，代赭石20g，怀山药15g，白芍12g，丹参20g，桃仁12g，牛膝12g，香附12g，甘草6g，生姜3片。4剂。

患者服药后，头晕、心烦、胸满等好转，饮食增多。上方续服4剂。并嘱其在下次月经前一周，再服上方5~6剂。此后，患者经期未再鼻衄，月经按期而至。

健脾疏肝活血法与慢性肝病

本文所讨论的慢性肝病，系指病程较长、缠绵难愈或反复发作之慢性肝炎患者，包括慢性迁延性肝炎和慢性活动性肝炎在内（以下简称"迁肝""慢活肝"）。近些年来，病毒性肝炎患者日益增多，尤其是一些"迁肝""慢活肝"患者，由于病情缠绵，给患者带来了很大痛苦。其中一些慢性活动性乙型肝炎患者，治疗上更为棘手，发展成为肝硬化腹水者临证不少见。根据肝病实脾的治疗原则，笔者以健脾疏肝活血为基本治法，对慢性肝病患者进行治疗观察。现将治疗结果做一简要介绍，并对本病的治法方药及有关问题做一探讨。

一、临床资料

本组患者 40 例，男性 24 例，女性 16 例。年龄：12~59 岁，平均为 41.5 岁。病程：8 个月以上至 7 年，平均为 1.8 年（从初诊时计算）。其中澳抗阳性者 12 例。

病例选择：病程 6 个月以上，肝功能检查持续不正常，或好转后反复发作，肝功能三项检查软指标（TTT、TFT、GPT）均增高，连续治疗 2 个月以上者作为病例统计对象。

二、辨证治方及疗效

（一）辨证分型

据临床辨证，常见有以下 4 种证型：

1. **肝郁脾虚**　腹满胀，右胁下痛（或两胁痛胀），食欲不振，大便溏薄，倦怠乏力，妇女月经不调，脉弦缓，苔薄白，舌质淡；或暗红而润。

2. **气阴两虚** 面色少华，全身乏力，劳累后胁痛明显，头晕目眩，食少腹胀，或心悸气短，睡眠不好，妇女月经错后量少；脉细无力，舌红润少苔，舌体胖。

3. **气郁血瘀** 面色晦滞，右胁下刺痛，胸胁满胀，或胁下痞块，脉沉细弦或沉涩，舌质暗有瘀斑瘀点，舌下静脉紫暗增粗等。

4. **湿热未清** 腹满胀，纳呆，时而欲呕，厌油腻，大便黏滞不爽，小便黄赤短涩，或胁痛，低热，脉弦数或滑数，苔薄黄腻。

以上 4 种证型以前两种为多见，40 例患者中，肝郁脾虚者占 18 例，气阴两虚占 13 例；其他两型共 9 例。有些患者多表现为虚实互见，如脾虚肝郁兼湿热未清，有的则表现为气阴两虚兼气郁血瘀。

(二)基本方药

组成：党参(或太子参)12~15g，白术 12~15g，茯苓 12~20g，当归 12~15g，丹参 15~20g，赤芍 7~9g，白芍 7~9g，柴胡 6~10g，郁金 9~12g，佛手 9~12g，神曲 15g(或用焦三仙 30g)，板蓝根 15~30g，甘草 6~9g。

日服 1 剂。4 周为 1 个疗程。疗程结束后，休息 5~7 天，接服第二个疗程。治疗 1~2 个疗程后，根据病情，可每周服药 3~4 剂。

加减：谷丙转氨酶(GPT)增高明显者，加败酱草(或板蓝根、银花藤)；转氨酶持续不降者，加服"五芦丸"(五味子 300g，芦荟 15g，共细末，蜜丸，每服 2g，日 1~2 次)；有黄疸者加茵陈、金钱草；胁痛明显者，加元胡、炒川楝子(或徐长卿、王不留行)，胁痛牵及后背者加秦艽，脾虚便溏者加怀山药；气阴两虚者加黄芪、何首乌、女贞子；肝阳偏旺睡眠不好者，加生牡蛎、酸枣仁；腹胀明显者，减神曲，改用焦四仙(焦山楂、焦麦芽、焦神曲、焦槟榔)；时而欲呕者，加半夏、川连；肝脾大者，结合内服加味复肝散(方见前)；湿热未清者，减党参，酌加苍术、泽泻、黄芩、藿香等。

本方由四君子汤、逍遥散、化肝煎化裁组成。以参、术、苓、草益气健脾增强健运功能，当归、丹参、赤芍、白芍养血活血柔肝；柴胡疏肝解郁善解心腹肠胃间结气，郁金、佛手辛苦微温气香，理气解郁而悦脾；板蓝根解毒凉血、清除余热。据现代药理研究证明：四君子汤有改善实验性小白鼠的碳水化合物代谢，增加肝糖原的作用；逍遥散有保肝促进肝细胞再生和减轻肝细胞变性肿胀等作用。以上二方为基础，结合临床辨证，有机地与养阴活血清热化湿等药相结合，从而对改善临床症状、促进肝功能的恢复有较好的效果。

（三）治疗结果

40例患者中，基本治愈（据1978年11月杭州全国病毒性肝炎学术会议制订标准）12例，占30%，好转26例，占65%，无效2例，占5%。其中乙型肝炎12例，经治疗后，HBsAg转阴者5例。

三、治案举例

【案1】

张某，女，44岁，工人，1978年10月8日初诊。患者一年半前病黄疸型肝炎，经治疗黄疸消退，但肝功能一直异常。半个月前复查肝功能：谷丙转氨酶280单位（金氏法），麝香草酚浊度12单位，麝香絮状（+++）。自觉腹满胀，肝区痛明显，牵及后背，大便溏，日2~3次，食欲不振。诊脉沉细弦，舌暗红而润，舌体稍胖，苔薄腻。触诊：肝肋下1.5cm，脾肋下2cm。辨证为肝郁脾虚，湿瘀交阻，治以健脾疏肝和血活络。

处方：党参15g，白术15g，山药18g，茯苓20g，鸡血藤30g，丹参20g，赤芍7g，白芍7g，佛手12g，郁金12g，元胡12g，柴胡7g，秦艽9g，败酱草30g，焦山楂30g，焦麦芽30g，焦神曲30g，甘草9g。日服1剂。

二诊：服上方8剂，胁痛腹胀明显减轻，饮食较前增多。唯大便仍溏。上方减败酱草，加川黄连5g，续服10剂。

此后大便转为正常。上方减川黄连，改用银花藤20g。并为其配制加味复肝散，间服之。1个月后复查肝功能，较前有改善。此后中药改为每周服4剂，治疗近5个月，服加味复肝散3剂。自觉症状消失。肝脾较前明显缩小。最后两次查肝功能：麝香草酚浊度6~7单位，麝香絮状（－），谷丙转氨酶100单位以下。恢复了工作。二年后随访，患者一直很好。

【案2】

晁某，男，29岁，工人，1983年11月10日来诊。患者一年前病无黄疸型肝炎，肝功能损害较明显，曾住某传染病院治疗近4个月，自觉症状有好转，但肝功能无明显改善，乃出院。出院后虽经多方治疗，肝功能一直异常。近

3 个月来, 两次复查肝功能: 麝香草酚浊度(TTT)24~26 单位, 麝香絮状(TFT) (++~++++), 谷丙转氨酶(GPT)120~380 单位(赖氏法); HBsAg 阳性。患者发育一般, 精神尚可。自觉肝区痛, 劳累后明显, 时腹胀、乏力、手足心热, 大便时溏, 饮食尚可。脉弦细略数, 右关、两尺重取无力, 舌暗红而润, 苔根部薄腻。乃久病脾肾两虚, 气郁血瘀湿阻, 治宜健脾养阴疏肝和血为主。

处方: 太子参 18g, 白术 12g, 茯苓 15g, 何首乌 15g, 女贞子 20g, 当归 12g, 赤芍 7g, 白芍 7g, 丹参 20g, 柴胡 6g, 郁金 12g, 元胡 12g, 佛手 12g, 板蓝根 20g, 败酱草 20g, 甘草 9g。日服 1 剂。另五芦丸每日服 1 丸。

二诊: 服上方 8 剂, 肝区痛轻, 腹胀, 手足心热均有好转。唯大便日 2 次, 软便。上方减板蓝根, 加黄连 5g, 怀山药 20g。又服 6 剂。大便转为正常。嘱续服上方。1 个月后查肝功能: 麝香草酚浊度(TTT)降至 18 单位, 麝香絮状(TFT)(+++), 谷丙转氨酶(GPT)下降至 200 以下。上方减山药, 更加黄芪 20g, 续服。又 40 日后查肝功能; 谷丙转氨酶已基本正常, 麝香草酚浊度 13 单位, 麝香絮状(++)。此后嘱每周服药 4 剂, 停服五芦丸; 加服乌鸡白凤丸。每日服 1~2 丸。患者坚持门诊治疗半年, 自觉症状消失。最后两次查肝功能: 麝香草酚浊度 6~7 单位, 麝香絮状(-), 谷丙转氨酶 120 单位以下(金氏法)。HBsAg 两次检查阴性。半年后随访, 患者很好。

四、讨论与体会

(一)对肝病实脾的理解

仲景先师提出: "见肝之病, 知肝传脾, 当先实脾。" 既有未病先防含义, 又有临床指导意义。诚如清代尤在泾所释: "实脾者, 助令气旺使不受邪, 所谓治未病也。设不知而徒治其肝, 则肝病未已而脾病复起。" 然仍有意未尽者: "实脾", 从字义上理解, 含有充实恢复脾脏功能的含义。现在常用 "健脾" 这一术语, 健脾有增强脾脏功能的含义。实脾与健脾可以理解为同义词。肝病易犯脾是临床事实。但实脾并不意味着单纯应用补法。就脾气亏虚、脾阳失健而言, 可由多种因素造成, 诸如气虚、气郁、湿热、痰浊、血瘀等, 皆可直接或间接影响脾运, 脾失健运则生化无权, 又必然影响疾病的恢复, 尤其是慢性肝病的恢复。因此, 对于慢性肝病, 时刻注意调理脾胃非常重要。贾璞斋曾提出: "脾气贵在调, 而不重在补。" 我同意这一见解。所谓"调",当包括调气和血、燮理阴阳,是就调脾胃气机之升降而言。本文所提出的健脾疏肝和血法治疗慢性肝病,用意亦在于"调"。

(二)关于治疗方药问题

慢性肝病,尤其是一些"迁肝""慢活肝"患者,之所以治疗棘手,缠绵难愈,主要原因是病久正气已伤,湿热余邪留恋。"湿热余邪残未尽,肝郁脾肾气血虚",概括地说明了"迁肝""慢活肝"的发病机制。肝气抑郁,湿热残留,既然是本病的病理特点之一,疏肝清化湿热药物的应用就必不可少。但应该注意:疏肝不可过用香燥理气药,以免重伤肝阴,清热不可过用苦寒药,以防再伤脾阳。就慢性肝病脾肾气血亏虚这一带有共性的病理特点而言,健脾益肾药物的应用是必需的,但在具体运用时要做到补而不滞。上述提出的基本方中,选用四君子汤配伍神曲,意在补而兼运;当归、丹参、赤芍、白芍合用,意在柔养活化兼施,而以柔养为主,选用柴胡、郁金、佛手等疏肝解郁之品与温养和血药相伍,则疏化而不伤阴,祛邪与扶正兼顾。气阴两虚较明显者,则柴胡之用量宜小。另据病毒性肝炎有肝炎病毒存在这一客观事实,在辨证处方中适当加入一些解毒之品,如败酱草、银花藤、板蓝根、草河车等(选用1~2味)随宜加入,对于降酶,缩短疗程,确能收到好的效果。

(三)关于治疗慢性肝病旳"守方"问题

已故名医岳美中先生曾指出:"对于慢性病的治疗,不但有方,还要有守……"治疗慢性肝病同样要有方有守,只要认为辨证无误,就宜守方坚持治疗。

曾治一慢性迁延性肝炎患者。董某,男性,46岁,外县干部。病肝炎2年,肝功能持续不正常。曾去北京、天津各地多处求医,多次更方治疗,不效。来诊前查肝功能:麝香草酚浊度14单位,麝香草酚絮状(+++),谷丙转氨酶360单位(赖氏法)。澳抗阳性。主症:肝区隐痛,食欲不振,时而欲呕,头昏,便溏,乏力,脉弦,苔腻,舌暗红而润。辨证为肝郁脾虚,湿热未清,治以上法加清化湿热之品。于以上基本方中减党参、板蓝根,加苍术、川朴、半夏、黄芩、藿香、泽泻。患者服上方12剂,头昏、便溏、欲呕等症均明显好转,饮食较前增多,腻苔已退。上方酌减清化之品,更加党参、败酱草二味。嘱其守方续服。1个月后坚持每周服药4~5剂。患者共来诊4次,方药终未大变。共服中药100余剂,自觉症状消失。最后两次查肝功能：麝香草酚浊度 6~7 单位，麝香草酚絮状（－），谷丙转氨酶 50~60 单位。澳抗转阴。从上例的治疗中，说明了辨证守方的重要。

（四）关于治养结合问题

慢性肝病患者之所以缠绵难愈，易于复发，除了治疗上的不及时及某些治疗上的失当外，还应该特别注意的是，避免气恼和过劳（包括房劳）。有些慢活肝患者之所以反复发作每与上述因素有关。"怒伤肝"，肝病最忌气恼，常见有些肝病患者因情志变动而加重。过劳可伤脾气，亦可伤肝阴。因此，慢性肝病患者除了药物治疗外，还应医患密切配合，将息调养好。只有这样，才能促使病证的早日恢复。

胃 脘 痛

胃痛为临床常见病证之一。现代医学之急、慢性胃炎，溃疡病，胃肠神经官能症等，皆可见有胃痛症状，中医学则概称为"胃脘痛"。究其病因，气滞、血瘀、痰浊、寒虚、火热、积滞、蛔虫等皆可引起。有的寒热错杂，虚实互见，缠绵难愈。现就临床较常见者归纳为五种证型，结合部分医案，略说其辨证与治法。

一、肝胃不和证

肝胃不和是导致胃痛的主要病机之一。所谓肝胃不和，即肝胃气机失于协调，其主要矛盾在肝。《临证指南医案》指出，"肝为起病之源，胃为传病之所"。《王旭高医案·腹痛案》云，"病自郁发，肝胃气痛"。由于肝郁气滞，不能疏泄脾土，或肝气过盛克脾犯胃，以致脾失健运，痰湿内生，痰浊中阻而上逆，则胃痛、呕逆等由是而起。肝胃不和的辨证要点是：有肝郁气滞及胃失和降的临床表现，如胃脘痛胀，痛连胸胁，呃逆泛酸，时而欲呕等。脉沉弦或濡弦，舌苔薄白或腻。治法以疏肝和胃为主，临床常用二陈汤合左金丸，或解肝煎加减。

【案】

王某，女，56岁。1975年4月，以胃痛呕吐较剧，急诊入本院。入院后给予西药抗感染及解痉止痛等治疗，经十余天而症不减，乃请中医会诊。

患者面色萎黄，精神委顿，胃痛无规律性，疼痛拒按，胸胁满胀，呕吐泛酸，吐出物为黏液，不思饮食，大便秘结。脉细弦，苔白厚腻，舌暗红而润，乃肝郁气滞，痰浊中阻，胃失和降。治宜疏肝降逆和胃，仿解肝煎化裁。

处方：广佛手 12g，川厚朴 9g，广砂仁 4.5g，清半夏 12g，云茯苓 15g，细木通 6g，丹参 15g，赤芍 8g，白芍 8g，大黄炭 4.5g，火麻仁 15g。3 剂。

二诊：胃痛呕吐明显好转，能进少量饮食，大便已不秘结，厚腻苔已渐退。上方减火麻仁，减大黄炭为 3g，更加太子参 12g，续服 3 剂，病愈出院。

按：本例患者西医诊断为慢性胃炎急性发作，经治十余天不效。依据中医辨证，治以疏肝降逆和胃法，方以佛手、厚朴、砂仁疏肝理气，和胃止痛；清半夏、云茯苓降逆化痰止呕；丹参、赤芍、白芍养血活血和营；细木通祛湿通络；大黄炭、火麻仁化瘀清热润肠。少加大黄炭、细木通之苦寒，与半夏、砂仁相伍，起到辛开苦降的作用。因病久体弱，服药 3 剂后更加太子参一味，是为善后培本之治。

二、气滞血瘀证

肝气久郁必导致血瘀，血瘀是气滞的进一步发展。血瘀气滞，络脉痹阻，则久痛不已。络伤血溢，可见吐血、便血。血瘀胃痛的辨证要点是：胃脘刺痛，痛点固定，拒按，脉沉涩或沉弦，舌质紫暗或边有瘀斑瘀点。血瘀气滞临证有虚实之分，血瘀气滞实证，脉沉弦或沉涩，多重取有力，一般形体尚可。治法宜活血化瘀理气和胃。常用失笑散合丹参饮加减化裁。血瘀气滞虚证，有气虚血瘀和气阴两虚痰瘀交阻两种情况。前者主要表现为胃脘隐痛、刺痛，按之稍舒，脉虚弦，舌紫暗，舌体胖。治法宜益气活血，和胃通络，常用黄芪建中汤酌加活血通络药。后者表现为胃脘刺痛，呕吐痰涎，形体瘦弱，不思饮食，大便秘结如柏油样，脉细略数，舌暗紫少苔或薄腻苔。治法宜益气养阴化瘀和胃通络。

【案 1】

王某，男，44 岁，部队干部。1977 年 11 月邀余往诊。患者有溃疡病史，几年来，常于入冬及初春发病，但较轻。此次发病胃痛较甚，痛如锥刺样，下午及夜晚明显，伴脘腹满胀，时而欲呕，病经月余，多方治疗效不显。患者形体尚可，脉细弦，苔薄腻，舌暗紫边有瘀斑。辨证为气郁血瘀久病入络，治宜化瘀理气和胃止痛。

处方：丹参 30g，砂仁 6g，檀香 6g，蒲黄 12g，五灵脂 15g，当归 12g，半夏12g,茯苓15g,佛手12g,甘草6g,生姜5片。4剂。

二诊:胃痛明显减轻,欲呕好转,饮食较前增多。续予上方4剂。此后随症略有加减,共服药20余剂,胃病消失。恢复了正常工作。1980年随访,病未复发。

【案2】

杨某,男,52岁,农民,1974年9月第二次住院治疗。患者于本年3月,因患十二指肠球部溃疡作胃次全切除术。术后几个月一般情况尚可。唯近一个月来胃痛连续发作,近十天来加重,不能进食。检查:大便隐血强阳性(考虑为吻合口处溃疡)。因体弱不宜再手术,乃保守治疗。经治两周不见好转,乃请中医会诊。

患者形瘦神疲,闭目懒言,胃脘刺痛,以下午及夜晚为甚,不能入睡,时而呕吐痰液,不思饮食,大便色黑,2~3日一行,脉细弦略数,苔根中薄黄腻,前半部无苔,舌紫暗边有瘀斑。乃久病气阴两伤,痰瘀交阳于中,先拟化瘀止血理气和胃,后拟扶正。

处方:丹参30g,砂仁4.5g,广佛手9g,清半夏9g,茯苓12g,海螵蛸12g,白及9g,大黄炭3g,蒲公英30g,白芍12g,甘草9g,三七粉(分二次冲)4.5g。2剂。

二诊:胃痛较前轻,夜能入睡,舌根中之腻苔已渐退。仍时而欲呕,食欲不振。上方更加生赭石25g,太子参15g。此后胃痛明显减轻,呕吐止,饮食较前增多(流食)。共服药8剂,好转出院,出院前检查:大便潜血阴性。

按:以上二例皆为血瘀气郁胃痛。案1为血瘀气滞实证,治以化瘀理气和胃止痛法,以丹参饮合失笑散化裁;案2为病久气阴两伤,痰瘀交阻于中,属虚中央实证。方用丹参饮、乌及散、芍药甘草汤三方化裁,侧重化瘀止血和胃,佐养阴扶正。两例患者的体质病情不尽相同,故方药加减亦不完全一样。

三、脾胃虚寒证

虚寒胃痛比较多见。《素问·举痛论》云:"寒气客于肠胃之间,膜原之下,血不得散,小络急引,故痛。"张景岳云:"气血虚寒,不得营养心脾者,最多心腹痛证……"由于中阳不足，运化无权，或更加外寒侵袭，以致寒凝血瘀，脘腹疼痛不已。虚寒胃痛的辨证要点是：胃脘隐痛，喜温喜按，或呕吐清水，畏寒肢冷，大便稀溏，脉虚弦或沉细无力，苔薄白或腻滑。虚寒宜温宜补，常用理中汤加味或黄芪建中汤化裁。

【案】

储某，女，农民，本院职工家属。因胃痛久不愈，于1976年4月来院就诊。上消化道钡剂造影发现十二指肠球部有豆大之龛影。诊为十二指肠球部溃疡。用西药解痉止痛治疗不效。乃转请中医治疗。

患者面色萎黄，精神欠佳，胃痛以下午及晚间为甚，喜温喜按，腹满胀，食欲不振，大便溏时现黑色，脉细弦无力，舌苔白滑，质胖边有齿痕。治法宜温阳健脾，理气止痛。

处方：党参15g，白术12g，炮姜6g，补骨脂12g，炙甘草9g，金当归12g，广木香9g，广佛手9g，焦山楂30g，焦麦芽30g，焦神曲30g。3剂。

二诊：胃痛腹满胀较前轻，饮食较前增多。惟腹部仍有畏冷感。继予上方。此后胃痛明显好转，饮食增多，大便正常。患者要求带方回家疗养。乃处以上方，减焦三仙，嘱其隔日1剂，续服一段。1980年随访，胃痛未复发。

四、胃阴不足证

阳明燥土，得阴自安。若病久阴虚，或肝气久郁化火伤阴，以致气火偏旺，胃失和降，为痛为呕。胃阴不足之胃痛，常表现为胃脘隐痛、灼痛，或兼见嘈杂不适，不思饮食（或饥而不欲食），口干，大便秘结，脉细略数，舌暗红少苔或无苔。治宜养阴平肝和胃，临床常用芍药甘草汤加味，或一贯煎化裁。

【案】

王某，女，62岁，家庭妇女，1975年10月11日初诊。患者有慢性浅表性胃炎病史已十余年。近二年来发作较频，近期上消化道造影复查，又发现十二指肠球部溃疡。近1个月来胃部持续隐痛，有灼热感，口干、口苦、不思饮食(饥而不欲食),大便秘结,3~4 日一行,脉细弦数,舌暗红无苔。乃肝气久郁化火伤阴,胃失降和,治宜养阴平肝和胃。

处方:太子参 15g,麦冬 12g,石斛 18g,生地黄 15g,当归 12g,白芍 15g,川楝子 10g,炒枳壳 9g,大黄炭 3g,乌梅 6g,甘草 9g。4 剂。

二诊:服上方后,胃痛好转,口干轻,饮食较前增多。仍大便秘结。原方更加火麻仁 15g,继服 4 剂。此后胃痛逐渐消失,大便通畅,精神转佳。

按:上方为一贯煎合芍药甘草汤化裁而成。方以太子参、麦冬、生地黄、石斛养胃阴,是为主药;辅以当归、白芍养血和营,白芍、乌梅、甘草相伍,则酸甘化阴,增强解痉止痛开胃进食的功用;佐以川楝子、枳壳疏肝理气止痛;使以小量大黄炭同大剂滋阴药相合,则补而不滞,祛瘀逐陈。用于阴虚便燥纳呆者更为适宜。

五、积滞胃痛证

积滞胃痛以儿童或青少年为多见。多由于暴饮暴食,食饮留遗,或食饮与邪热互结,或与痰湿交阻,导致中焦壅滞,腑气不通,为痛为胀。积滞胃痛多属实证,临床不难辨别。食滞胃脘,除了脘腹痛胀拒按外,必兼有嗳腐、吞酸等症。治宜消食导滞,常用保和丸加减。若饮食与寒湿互结,脘腹痛胀,久治不效者,可借用天台乌药散温通导滞。

【案】

杨某,男,26 岁,农民,1964 年 7 月来院就诊。自述脘腹痛胀,不定时呕吐已二年余。病由饱餐后渴饮冷水而得。开始为朝食暮吐,后来吐无定时,吐出物味酸腐,痰液夹杂。诊脉左沉细弦,右弦实有力,舌苔白腻而滑,面色萎黄,精神尚可。辨证为冷食伤中,寒饮留滞,中阳格拒,痞塞不通。治以温通导滞法,予天台乌药散内服。

处方:天台乌药散每服 4.5g,早、晚各一次。

二诊(5 日后):服上方后有轻微腹泻,自觉脘腹疏畅,痛胀减轻,已两天来未呕吐。唯时感头晕,嘱其续服上方,每服 3g,晨起服一次。另外处以健脾和胃之中药 3 剂,与散剂间服。此后,脘腹痛胀逐渐消失,未再呕吐。二年之沉疴,调治十余日而病愈。

注

① 解肝煎：由陈皮、半夏、厚朴、茯苓、苏叶、芍药、砂仁、生姜组成。《景岳全书·新方八阵》载之。

② 丹参饮：丹参、砂仁、檀香组成。《医学实在易·心腹诸痛》载之。

③ 天台乌药散：由台乌药、醋炒青皮、高良姜、木香、茴香、槟榔、川楝子、巴豆组成。制法：将巴豆打碎，同川楝子一起，用面麸炒，候黑色，去巴豆不用。含上药共研细末。《医学发明》载之。

慢性肾炎蛋白尿

肾炎是临床常见病、多发病之一。尤其是慢性肾炎，由于蛋白尿长期不易消除，对患者的健康影响很大。1974—1982年，以益肾健脾活血方药为主，对消除慢性肾炎蛋白尿问题进行了60例临床观察。并对本病的发病机制、辨证论治等有关问题，做了初步的探讨。

一、临床资料

60例患者中，男31例，女29例。年龄：7~15岁7例，18~35岁21例，36~50岁20例，52~62岁12例。其中50例住院治疗，10例门诊治疗。有些患者出院后，又在门诊进行了一段时间的治疗观察和随访。

临床表现：大部分患者入院时有颜面及下肢轻度或重度浮肿，面色㿠白，伴有腰酸痛，眩晕乏力，胃纳欠佳，或心悸气短，部分患者面色苍白或黧黑，有呕逆频繁、耳鸣、视物模糊等症。

尿常规：蛋白（++++）者9例，（+++）者43例，（++）者8例。管型（+++）者3例，（+）~（++）者36例，少许者11例。白细胞（−）~（++）者39例，红白细胞各少许者4例。

血常规：多数在正常范围。部分患者入院时及治疗中白细胞总数及中性偏高，少数患者有贫血现象。

二、治疗方法

（一）基本方药

黄精24~30g，山药24~30g，芡实30g，山萸肉12~15g（或以五味子9g

代），桑寄生 24g，茯苓 12~15g，泽泻 9~12g，石韦 15~20g，当归 15g，丹参 15~20g，益母草 15~20g，陈皮（或佛手）9~12g。

（二）加减

偏脾肾阳虚者，加附子、淫羊藿；偏脾肾气虚者加黄芪、白术，阴虚阳亢者加夏枯草、菊花、珍珠母；兼湿热者减黄精、五味子，加萹蓄、蒲公英；湿热明显者，可先化湿清热，待湿热消退再改用本方；血瘀明显者加桃仁、红花；胃纳不好者加焦三仙（焦山楂、焦麦芽、焦神曲）。

以上方药，主要适用于水肿消退或基本消退；而蛋白尿久不消除者，在服以上方药的同时，根据病情，可配合应用下述两个单方：

1. 黄芪当归赤小豆方

黄芪 45~60g，当归 12g，赤小豆 60g。黄芪、当归布包和赤小豆同煎（小豆煮烂为度），去黄芪、当归，将赤小豆连汤一起服下，每周服 3~4 剂，连服 2~3 个月。适用于脾肾气虚，水湿逗留，水肿反复发作，蛋白尿久不消除者。

2. 玉米须方

玉米须 50~60g，开水浸泡代茶，连服 3~4 个月。适用于脾肾不足，肝阳偏旺，血压偏高，水肿反复发作，蛋白尿久不消除者。

三、辨证分型和对症处理方药

（一）脾肾阳虚型

共治 18 例，症见颜面及下肢浮肿，甚则腹水明显，面色㿠白或黧黑，气短息促，腰酸腿软，大便稀溏，小便短少，时畏寒肢冷，甚则呕吐频作；脉沉细，舌质淡，舌体胖，苔白或滑腻。治宜先用温阳利水法，方以真武汤合五苓散化裁，待浮肿消退后，再改用基本方药加减。

（二）脾肾气虚型

共治 14 例，症见面色㿠白，动则气短，倦怠乏力，腰膝酸软，食少便溏，或水肿反复发作；脉细微弦，舌苔淡白，舌体胖。治用健脾利湿法，方以防己黄芪汤加味；或用基本方药加减，并配合黄芪当归赤小豆单方。

（三）湿热型

共治 12 例，症见颜面及下肢浮肿，甚则腹水明显，面色㿠白或萎黄，小便短赤,胸闷纳呆;舌暗红,苔黄腻,脉濡数或弦数。治宜先与清热行气利湿法。药用:石韦、萹蓄、白茅根、泽泻、生苡米、益母草、丹参、枳壳,川厚朴、蒲公英等。湿热消除后再改用基本方药。

(四)阴虚阳亢型

共治 9 例,症见眩晕耳鸣,头时胀,腰膝酸软,睡眠不好,颜面及下肢时浮肿;脉弦大或弦而略数,舌暗红,苔薄黄微腻。血压常偏高。治用益肾养阴平肝活血法,可用基本方药加减。有的可配合玉米须单方。

(五)浮冲兼表证

共治 7 例,症见颜面及下肢浮肿,恶风寒,自觉胸憋闷,时有咳嗽或喘促;苔薄腻,脉浮数。先予宣肺利水法,方以越婢加术汤合五皮饮化裁。浮肿及表证消退后,改用基本方药。

(六)西药

慢性肾炎急性发作有感染者,结合应用抗生素;肾病型患者,部分应用泼尼松或地塞米松;血压高而持续不降者,配合西药降压。

四、疗效观察

(一)疗效标准

1. 基本缓解

蛋白尿三次检查阴性,自觉症状消失,观察 3 个月以上病情稳定,恢复正常工作者。

2. 显效

蛋白尿由原来(++++)或(+++)减至(+)或(±),水肿消退,自觉症状显著好转者。

3. 好转

蛋白尿由原来(+++)减至(++)或(+),自觉症状好转者。

4. 无效

尿中蛋白不减,自觉症状无改善。

(二)临床疗效

基本缓解 22 例,占 36.7%;显效 19 例,占 31.7%;好转 15 例,占 25%;无效 3 例,占 5%;死亡 1 例,占 1.6%。

五、治案举例

【案】

王某，女，19岁，工人。因颜面及下肢浮肿加重，于1975年2月21日入院治疗。患者一年前病急性肾炎，经治疗好转后恢复了工作。半年前又不断发现颜面及下肢浮肿，未予注意。近来浮肿加重，伴有呕吐，已三天未进食，小便黄少。尿常规：蛋白（++++），白细胞（+），颗粒管型（++）。血常规：血红蛋白105g/L，白细胞$11×10^9$/L，中性粒细胞0.81，淋巴细胞0.19。血清总蛋白17g/L，白蛋白25g/L，总胆固醇681mg/dl，非蛋白氮55mg/dl，二氧化碳结合力42.5%。血压14/13kPa。诊断：慢性肾炎急性发作（肾病型）。中医辨证：颜面及周身浮肿明显，脉濡细略数，舌暗红，苔厚腻微黄。此乃脾肾素虚，健运失职，三焦气化不利而成水肿；湿邪久郁化热，逆上犯胃，故症见呕吐。治则：先予降逆和胃，清利温热，后予扶正。

处方：半夏15g，川厚朴9g，大黄6g，石韦18g，泽泻15g，白茅根30g，益母草24g，萹蓄18g，蒲公英30g，丹参15g，生姜7片。3剂。

服药后呕吐已止，小便增多，饮食好转。上方半夏改为10g。续服4剂。颜面及下肢浮肿基本消退，厚腻舌苔亦退，脉细数微弦。改用益肾健脾活血为法。

处方：黄精25g，山药25g，芡实30g，五味子9g，桑寄生20g，茯苓15g，泽泻12g，石韦15g，蒲公英30g，当归15g，丹参15g，益母草15g，佛手12g。日服1剂。

服药后，症状逐渐改善。服6剂后去蒲公英，加黄芪、菟丝子、蝉蜕，并兼服黄芪当归赤小豆汤。经治两个月后，尿中蛋白逐渐减少（+）~（++），后来转为阴性。总胆固醇由681mg/dl降至240mg/dl。出院前三次尿常规检查，蛋白阴性。出院后继续门诊观察治疗一个半月，后以六味地黄丸巩固之，六年来随访，病未复发。

六、讨论与体会

肾炎水肿明显者，中医学把它列入"水气病"的范畴。一般分"阴水"

和"阳水"。兼表证偏湿热者属阳水；里证偏寒湿者属阴水。慢性肾炎患者水肿常反复发作，其中除少数可见有阳证外，大多属于"阴水"的范畴。水肿消退后，蛋白尿久不消除，有些患者呈现面色㿠白或黧黑，根据临床表现，则又属于"脾肾两虚"或"虚劳"范畴。

本病发生的外在因素，是风寒湿热或皮肤疮毒感染，其内在因素，则多由于肺、脾、肾、三焦功能失调。肾主藏精，蛋白尿久不消除，与肾的闭藏失职有关。肾脾两虚，湿邪留恋，血行瘀阻，又常导致水肿的反复发作，以致全身症状不能改善，蛋白尿则更难消除。由于慢性肾炎病情复杂，合并症较多，因此，应时刻引起高度重视，及时防治兼证，增强机体免疫功能，改善全身营养状态。

一些慢性肾炎患者，多有肾脾两虚、血瘀气郁的临床表现，如腰膝酸软乏力、便溏浮肿、舌质紫暗等。因此，在其他合并症改善，浮肿基本消退后，侧重于益肾健脾活血的治疗，就是治病求本的方法。当然益肾健脾活血，药量的孰多孰少，还应根据患者的具体情况而定。或侧重益肾脾之阴，或兼扶肾脾之阳，要从权论治。现代医学认为，肾炎患者在显微镜下可见肾小球毛细血管内皮细胞增多、肿胀，毛细血管管腔发生程度不同的阻塞，因而使血流受阻，引起缺血，使肾滤过率降低。这和中医学瘀的辨证——舌质紫暗，边有瘀点，颇相吻合。

另据近些年来国内有关单位报道：应用活血化瘀、解毒清热法治疗肾炎，在实验研究中初步证明，它具有抗变态反应的作用，有改善血流量的供应、增强肾小管排泄、促进肾脏病变恢复的作用。如山西中医研究所报道：肾炎汤（当归、川芎、赤芍、红花、丹参、益母草、银花、茅根、板蓝根等）治疗肾炎有上述作用。我们根据辨证为上，病证结合，在应用益肾健脾方药的同时，适当加入活血化瘀药物，以补为主，以通为用，这对于祛除瘀滞，恢复肾功能，促进蛋白尿的消除，可起到相辅相成的作用。

中 风

　　脑血管意外包括脑出血、脑栓塞、一过性脑缺血等。中医则统称为"中风"。本病常突然发病,轻者可出现口眼㖞斜或半身不遂,重者则突然倒仆、不省人事。

一、病因与病机

(一)阴虚阳亢,肝风内动

　　《素问·调经论》说:"血之与气,并走于上,则为大厥,厥则暴死,气复返则生,不复返则死。"这一段描述,完全符合阴虚阳亢、气血逆上而造成"中风"的表现,符合现代医学所说的"脑出血"之病机。如果气逆上冲而不复返,脑血管破裂出血不止,势必造成死亡。

(二)恼怒诱发

　　《素问·生气通天论》说:"阳气者,大怒则形气绝,而血菀于上,使人薄厥。"说明暴怒是本病的诱因之一。临床上常见一些脑血管意外患者,每因大怒之后发病。

(三)膏粱厚味

　　《素问·通评虚实论》说:"仆击偏枯……肥贵人则高粱之疾也。"说明常食膏粱厚味的肥胖人,易患本病。从临床实践中也观察到,患脑血管病的患者,大多数为肥胖体质。

(四)气血虚衰,邪中经络

　　由于气血亏虚,血行缓慢,风邪乘虚中于经络,以致口眼㖞斜,半身不遂。总之,机体的阴阳偏盛,气血失调,尤其是心、肝、肾三脏的经气失调,加之其他因素的影响,是发生本病的根本原因。

二、辨证与治法

(一)中经络

邪中经络一般病势较缓,多在安静状态下发生,通常不出现意识障碍,而仅有口眼㖞邪、偏瘫、语言謇涩等症。从现代医学角度讲,这主要是在动脉硬化的基础上,脑动脉内膜发生病变,引起血管腔狭窄或闭塞,加之血流缓慢,血液的高凝状态,导致血栓形成而出现偏瘫等一类症状。临床辨证,中经络可分为实证、虚证两种证型。

1. 实证

素体健壮或痰湿较盛,肝气郁而化热,风阴内动,风热痰火阻塞络道,以致出现半身不遂,口眼㖞斜或语言謇涩等症。脉象多弦滑数,舌苔白厚或黄腻,舌质暗红。治法宜理气豁痰息风活血通络,临床常用导痰汤加味。

方药:枳实9g,陈皮9g,半夏9g,竹茹9g,茯苓15g,胆星6~9g,僵蚕9~12g,地龙9~12g,桑寄生24g,王不留行15g,鸡血藤20~30g,川芎9g,红花9g。

加减:语言不利加石菖蒲、郁金各9~12g;血压偏高加石决明30g,钩藤12~15g,牛膝15g;大便秘结加瓜蒌20~30g,大黄6~9g。

方义:枳实、陈皮、半夏、竹茹、茯苓、胆星行气和胃清热豁痰;僵蚕、地龙息风解痉通络;桑寄生、王不留行益肝肾活血通经,鸡血藤、川芎、红花活血化瘀通络。本方活血疏通经络之品较多,加以豁痰理气,俾血脉畅通而偏瘫等症可解。

【案】

董某,男,58岁,农民,本院职工家属。1977年9月,因右半身瘫痪一周(西医诊为脑血栓形成),邀余诊治。患者神志清楚,血压19/12kPa,右上下肢呈弛缓性瘫痪,口角向左歪,语言謇涩,大便一周未解,脉弦滑数,苔根中黄腻,舌质暗红。诊为"中风",属邪中经络,实证。治以上方。原方加瓜蒌24g,大黄9g。3剂后解大便二次,黄腻苔渐退。上方减瓜蒌、大黄,加石菖蒲、郁金各12g。又4剂后,下肢已能自己屈伸,舌苔薄白而润,脉转弦细。上方减竹茹,更加黄芪 24g,何首乌 20g,益气养血祛痰活络。并结合针灸,其服药 18 剂,能自己下床活动,语言较前清楚。患者要求回家疗养,乃带方药回家续服一段时间(每周 3~4 剂)以巩固之。一年后随访,患者一切很好,每天可参加轻体力劳动。

2. 虚证

体质素弱,气血不足,气虚活动无力则肌肉松弛,血虚不能荣筋则筋脉缓疭,血流缓慢,血行瘀阻,乃致半身不遂。脉象多虚弦而缓或弦细无力,舌苔薄白舌体胖,质暗红而润。治法宜益气养血活血,方用补阳还五汤加减。

方药:黄芪 30~45g,当归 12g,川芎 9~15g,赤芍 9g,红花 6g,鸡血藤 20g,何首乌 20g,桑寄生 24g,秦艽 9g,地龙 9g。

加减:大便秘结加肉苁蓉 15~20g(或更加郁李仁);气虚明显者黄芪可用至 60g;口干者加石斛 15~24g;湿痰偏盛胃纳不佳加陈皮、半夏;语言不利加石菖蒲、郁金。

方义:重用黄芪益气,气旺自可行血,合当归、鸡血藤、川芎、赤芍、红花养血活血化瘀通络;加何首乌、桑寄生、秦艽、地龙益肝肾、畅肝气疏风活络。全方为益气化瘀通络之剂。

【案】

陈某,男,56 岁,干部,1973 年 3 月因脑血管意外入院治疗。入院后诊为脑血栓形成。给予输液(脉通等),口服烟酸、芦丁等治疗。20 日后患肢仍不能活动,乃请中医会诊。患者神志清楚,语言无障碍,血压 14/10kPa,左上下肢完全性瘫痪,口角向右歪;自述气短,纳食不佳,大便 2~3 日一行,无燥结。脉虚弦而缓,苔薄白而润,舌体胖而质暗。诊为中风,属邪中经络之虚证。投以上方,黄芪用 45g,川芎用 15g,服药 5 剂,自觉气短好转,饮食较前增多,下肢稍能活动。此后黄芪改为 60g,桑寄生改为 30g,加豨莶草 15g。共服药 20 余剂,自己能下床行动(需人扶持),乃出院。出院后门诊治疗 1 个月,上方改为隔日 1 剂,并结合针灸。患肢逐渐恢复了正常。

按:上方临床应用较多,主要适用于气虚血瘀之偏瘫患者。中风初期或后遗症期,凡脉见虚象,苔白不厚腻,舌暗红而润者,即可主以是方。

(二)中脏腑

中医所说的邪中脏腑,多为病势较猛,突然倒仆,不省人事,喉中痰响,大、小便失禁等病情较重者,属于脑出血之类。治疗此类病症,应首先分清"闭证"和"脱证"。

1. 闭证

突然倒仆,不省人事,两手握固,牙关紧闭,面赤气粗,痰涎壅盛,口眼㖞斜,半身瘫痪;脉多弦滑数或弦大而劲,舌苔黄腻或白厚腻,舌质红或绛。此为肝风挟痰热上扰,蒙蔽清窍所致。治法宜镇肝息风豁痰清热开窍。丸剂可用安宫牛黄丸、至宝丹、牛黄清心丸之类(若痰湿偏盛之"阴闭",宜先用苏合香丸芳香温开);汤剂可用镇肝熄风汤加减。

方药:代赭石 30g,龟甲 24g,生龙骨 20g,生牡蛎 20g,元参 15~24g,白芍 15g,丹皮 12g,天冬 12g,牛膝 15~30g,钩藤 12~15g,胆星 6g,川楝子 9g,甘草 6g。

加减:痰涎壅盛加竹沥汁 30g,大便燥结多日不解者,加瓜蒌 20~30g,大黄 7~10g;舌红而燥者加石斛 20~30g;面赤身热、烦躁不安、脉数大有力者,可加生石膏 30~45g;若湿痰偏盛、舌苔白厚者,可加橘红、半夏、茯苓。

方义:方以代赭石、龟甲、牡蛎镇肝潜阳,元参、白芍、丹皮滋阴清热凉血;钩藤、胆星平肝息风清化痰热;郁金理气开窍,牛膝益肝肾引血下行。

【案】

王某,男,64 岁,工人。1973 年 9 月因脑血管意外昏迷送入本院治疗。入院后诊为脑出血。入院两天后,结合中药治疗。

患者面赤气粗,呈半昏迷状态。血压 25/15kPa,右半身瘫痪,口角向左歪;脉弦火而数,两寸滑,苔黄腻而燥。舌质红绛。诊为中风"闭证"。治用上方加大黄 7g。安宫牛黄丸一丸化服。服中药 2 剂后,神志已清醒,能进少量饮食;大便仍未解。上方更加瓜蒌 30g,又服 2 剂。解大便一次,舌苔微黄已不燥。原方减瓜蒌、大黄,又服 3 剂。下肢能屈伸活动。血压稳定在 21/12kPa。此后上方减龟甲,加桑寄生 30g、鸡血藤 18g、豨莶草 15g,其服药 20 余剂,大活络丹 10 丸。上下肢逐渐恢复,自己能下床活动。住院 1 个多月,明显好转,出院。

2. 脱证

突然倒扑不语，四肢逆冷，或汗出如油；症见撒手、遗尿、鼾声、口开、眼合；脉浮大无根或细微欲绝。

古人认为脱证有"五绝"，即：撒手脾绝，遗尿肾绝，声如鼾肺绝，口开心绝，眼合肝绝。所谓"绝"，不过言病情凶恶，并非一定都是绝证。五绝当中，以心肺两绝俱见最为严重，不易救活；其他三绝证，如及时抢救，有时可能恢复。其治疗大法以益气扶阳为主。

如症见四肢逆冷，脉细微欲绝，汗出如珠或汗出如油者，可用参附汤加味：人参 15~24g，附子 9~15g，山萸肉 20~30g，生龙骨、生牡蛎各 30g，水煎成频频灌入。

如仅见撒手、遗尿、眼合等神志不清症状，应根据偏气虚或偏阴虚之不同，采用益气救脱或养阴救脱的方法进行抢救。

【案】

李某，男，51 岁，农民。1977 年 10 月因脑血管意外入本院内科。入院后诊为脑出血。入院一周后，因患者呃逆频繁，乃结合中药治疗。

患者面色晦暗，呈半昏迷状态，问话有时睁眼示意，但不能答话。大小便失禁，右上下肢瘫痪，呃逆频繁，脉细略数无力，舌暗红少苔。诊为邪中脏腑之脱证。由于阴津大伤，痰热中阻，胃气上逆，以致呃逆频繁。先予大剂养阴降逆止呕法。

方药：生赭石、太子参、石斛、白芍、竹茹、柿蒂、佛手、大黄炭（少量）。

2 剂后，呃逆明显好转，能进少量流食，但神志仍不太清楚，二便失禁如前。改用大剂养阴益气药为主的治法，又服药 3 剂，其家属代诉：饮食较前多一些，精神有好转，仍二便失禁、患侧偏瘫如前。因家庭经济困难，自行出院。

血管性头痛

血管性头痛为临床常见病之一，病因未明。一般认为与调节血管运动的中枢神经部分功能失调有关。血管的扩张、痉挛或肌肉紧张性收缩均可导致头痛。祖国医学认为，头为诸阳之会，脏腑清阳之气皆上于头，云淫之邪外袭，或情志内伤，郁于空窍，清阳不运，头痛乃作。头痛一般分为外感头痛和内伤头痛两大类。血管性头痛，当属于内伤头痛范畴。多年来，每以常用效方——加味头风散为主，随证加减，治疗本病患者80余例，效果较为满意。现结合临床体会，试谈本病证的辨证治法与常用效方。

一、辨证分型与治法

根据临床辨证，一般常见有以下几种证型：

(一)血瘀头痛

舌暗红有瘀点或瘀斑，脉沉弦或沉细涩，头痛好发于两额角部，痛点多固定，或痛如锥刺样。若兼气郁，则兼见有胸胁满胀不适等。治法宜化瘀理气疏风通络，常用血府逐瘀汤加减。

(二)血虚头痛

脉虚弦或细弦，舌红润，头痛常自鱼尾（两眉尖后丝竹空处）上攻，连及前额部，时痛时止，多伴有心悸、睡眠不好等症。治法宜养血宁神疏风活络，方用四物汤加味。

(三)肝阳头痛

脉弦大或弦数，舌质红，头痛且胀，连及巅顶，伴有眩晕、睡眠不实、多梦等。治法宜养血平肝息风活络，可用天麻钩藤饮或羚角钩藤汤加减。

（四）痰浊头痛

舌苔厚腻，脉濡或弦，头痛昏重以前额部明显，或伴有胸脘痞满、食欲不振、时而欲呕等。治法宜化湿和中理气活络，常用半夏天麻白术汤加减。

（五）寒厥头痛

由肝胃寒虚，厥气上逆，邪害空窍所致，头痛较甚，痛甚则欲呕，或牵及巅顶。脉细弦迟，舌苔滑。治法宜祛寒降逆活络，方用吴茱萸汤加味。

以上几种证型可单独出现，亦可两种或两种以上证型同时兼见，如血虚气郁、湿瘀交阻、肝阳兼痰热等。因此，在治法上又宜统筹兼顾。

二、加味头风散

方药：川芎 30~45g，白芷 30g，天麻 30g，川乌 20~30g，甘草 30g，黄芩 30~45g，珍珠母 45g，全蝎 12g。共为细末，每服 4~5g，每日 2~3 次。

本方来源于《验方新编》之"头风散"，原方更加黄芩、珍珠母、全蝎组成。川芎、白芷辛温升浮，效能活血散瘀疏风祛湿止痛，是为本方主药：辅以天麻、川乌疏风解痉、祛寒温通血脉，甘草补益缓中，佐黄芩清伏热，珍珠母潜镇肝阳，以防川芎、白芷、川乌等温热耗阴，是为有制之师，久痛必入络，使以全蝎祛风活络。合为活血温通疏风止痛之有效方剂。内伤头痛为慢性疾病，治宜从缓，上方制成散剂小剂量长期服用，既给患者带来了方便，且有利于病情的缓解。

加减：①血瘀头痛。川芎宜用大量，再酌加丹参、丹皮，若结合内服汤剂，宜血府逐瘀汤酌加疏风活络之品。②血虚头痛。上方酌加当归、白芍、枣仁，并可结合服用加味四物汤 4~6 剂。③肝阳头痛。宜先服益阴平肝疏风活络之汤剂，待阳亢已平，头痛已缓，再以加味头风散缓调巩固疗效。方中川芎、川乌宜用小量，黄芩用大量，更加白芍、菊花、白蒺藜等；巅顶痛明显者再酌加藁本。④痰浊头痛。原方可减川乌，加南星、半夏、土茯苓；或更结合服用化湿通窍活络之汤剂。⑤寒厥头痛。可先服加味吴茱萸汤；散剂川乌宜用大量，黄芩用小量，再酌加吴茱萸。

三、治案举例

【案1】

陈某,女,28岁,工人,1985年9月4日初诊。患者头痛已2年,近1个月来发作加重,痛自两眉尖处上攻,前额部昏重,牵及两额角部,痛则两目不欲睁,伴有心悸、睡眠不好,胸胁满胀不适等。诊脉细弦,两关稍旺,舌红润,舌尖部有瘀点。辨证为血虚气郁,风阳上扰清窍,先予养血解郁疏风活络法。

处方:生地10g,熟地10g,当归12g,川芎12g,白芍12g,丹皮15g,酸枣仁20g,香附12g,柴胡6g,白芷9g,僵蚕12g,全蝎3g(另研冲),甘草9g。4剂。

二诊:头痛减轻,睡眠及心悸好转,胸胁满胀亦轻。上方续服3剂。再拟散剂方缓调。

处方:川芎30g,白芷30g,天麻30g,川乌20g,当归20g,白芍20g,黄芩30g,甘草30g,珍珠母45g,全蝎12g。共为细末,每服4g,每日3次。

患者服用1个月余,头痛消失,随访一年未复发。

【案2】

李某,女,52岁,教师,1982年5月15日初诊。患者头痛已一年,时轻时重,近半个月来加重,左侧头角部明显,头痛且胀,牵及巅顶,痛甚则夜不能寐。诊脉沉弦略数,左关右寸偏旺,舌红,苔薄黄微腻。辨证为肝阳头痛,治以养阴平肝疏风活络。

处方:怀生地20g,当归12g,白芍15g,川芎9g,石决明30g,钩藤15g,菊花12g,蔓荆子12g,泽泻12g,香附12g,甘草7g,全蝎3g(另研冲)。4剂。

二诊:头痛明显好转。唯夜晚睡眠仍较差。上方加酸枣仁20g,续服4剂。此后睡眠亦好转。另处散剂缓调巩固。

处方:川芎30g,白芷25g,天麻25g,藁本25g,菊花30g,白芍30g,珍珠母60g,黄芩40g,甘草30g,全蝎12g。共为细末,每剂4g,每日2~3次。

患者服上方一个月余,头痛未再发作。半年后头痛复发一次,较前轻,续服前方,头痛又消失。

【案 3】

梁某,女,33 岁,农民,1986 年 4 月 7 日初诊。患者头痛已一年余,近两周来头痛加甚,前额部明显,时而牵及巅顶,痛甚则夜不能寐。伴有带下量多,倦怠乏力,食欲不振,时而欲呕。诊脉弦尺弱,两关前微滑,舌苔薄黄腻。辨证为脾肾素虚,气郁湿阻,冲胃之气挟浊邪上逆,带脉失约。刻下治宜兼顾。

处方 1:白术 15g,山药 30g,芡实 30g,半夏 14g,茯苓 15g,陈皮 10g,白芷 10g,柴胡 7g,黄柏 9g,当归 12g,白芍 12g,甘草 6g。5 剂。

处方 2:川芎 30g,白芷 30g,天麻 25g,藁本 25g,半夏 30g,土茯苓 40g,芡实 30g,黄芩 30g,珍珠母 45g,甘草 30g,全蝎 12g。共为细末,每服 4 剂。每日 3 次。

患者服第一方后,带下明显减少,头痛亦有所好转。此后乃专服散剂,坚持服药 40 余天(计二料),头痛消失。随访一年未复发。

【案 4】

张某,女,37 岁,农妇,1983 年 4 月 4 日初诊。患者持续头痛已 2 个月,时轻时重,后头部明显,牵及巅顶,甚则头痛如擘,痛甚则欲呕。经医院各种检查无异常。诊脉沉细微弦,苔白滑。乃肝胃虚寒,浊阴上逆,先用吴茱萸汤加味。

处方:吴茱萸 9g,半夏 12g,党参 12g,附子 5g,细辛 4g,藁本 9g,甘草 6g,生姜 9 大片,大枣 5 枚。3 剂。

二诊:头痛减轻,发作次数减少。上方续服 3 剂。此后改用加味头风散缓调巩固,原方川乌用大量,黄芩用小量,更加吴茱萸 20g,共细末,每服 4g,每日 3 次。患者服药 20 余天,头痛未再发。

活血化瘀法与真性红细胞增多症

真性红细胞增多症是一种原因不明的慢性、进行性造血系统疾病，目前尚无特效疗法。自 1972 年以来，笔者以活血化瘀方药为主先后治疗本病 7 例，效果尚好。除一例经治疗缓解 6 年后因发生肺癌而死亡外，其他患者均健在。7 例患者中男性 5 例，女性 2 例，年龄最小者 35 岁，最大者 55 岁。临床表现：除具有共同的皮肤黏膜红紫及牙龈出血外，6 例有不同程度的血压增高，自觉头痛、头晕、乏力，眼花耳鸣；5 例伴有胃痛、腹胀、食欲不振；3 例有便血、溺血及衄血。轻度或中度脾大者 5 例；3 例肝大。经用中药治疗后（4~6 个月以上）症状明显改善，病情得到缓解或基本缓解。现将活血化瘀法在本病中的具体运用及其作用机制做一初步探讨。

一、活血化瘀法的临床应用

真性红细胞增多症大都具有血瘀的临床症状和体征。形成瘀血的原因很多，诸如气虚、气滞、寒凝、热结、痰浊、阴伤等，因此必须按照血瘀的不同成因和症状特点，在活血化瘀的基础上适当结合其他治法，才能切合病情，提高疗效。根据临床所见，真性红细胞增多症，以血瘀气郁、湿热伤阴者居多，同时兼见肝胃失调、肺胃失调等临床表现。因此，笔者在临床治疗上，常采用以下两组方药：

（一）活血化瘀、养阴清热

常用药：丹参、当归、赤芍、白芍、丹皮、红花、益母草、大黄炭、三七根、生地、元参、生牡蛎、龙胆草、青黛、茯苓、甘草。

（二）活血化瘀、理气和胃

常用药：丹参、当归、赤芍、白芍、蒲黄、五灵脂、大黄炭、砂仁、川厚朴、佛手、半夏、茯苓、甘草。

上述两组方药，根据病情可以单独应用，也可交替服用。并根据不同兼症随症加减。例如：湿热明显者可适当减少滋腻药，酌增解毒清热利湿之品，如白花蛇舌草、蒲公英、薏苡仁、冬瓜仁等；出血明显者可加茜草、大蓟、小蓟、生地榆；血压偏高眩晕明显者加石决明、夏枯草、菊花；胃痛嗳酸者，酌加元胡、乌贝散、左金丸之类。

二、典型病例介绍

【案】

葛某，男，55岁，干部，1981年2月初诊。患者有肝硬化及慢性尿路感染等病史。1977年初，发现颜面皮肤黏膜红紫，牙龈出血，伴头痛、眩晕等症，经北京某医院检查，诊为"真性红细胞增多症"。曾用放血、放射性磷等治疗两次，病情一度缓解。1980年秋，病再复发，不愿再接受放射性磷治疗，乃邀余诊治。主症：精神委顿，牙龈出血，便血（素有内外混合等）、尿血、咳嗽、自觉头痛头晕眼花、食欲不振，尿频、尿灼痛。脉细弦数，寸滑，苔根部薄黄腻，舌质暗紫。触诊：脾肋下三横指。血压：22/13kPa。血常规：白细胞 11.2×10^9/L，中性粒细胞 0.75，血红蛋白 240g/L，红细胞 7×10^{12}/L。尿常规：红细胞（++++），白细胞（+）。辨证：病久伤阴，血瘀气郁，湿热蕴结于中、下两焦。治宜活血化瘀，养阴清化温热。

处方：丹参 20g，当归 12g，赤芍 9g，白芍 9g，生地 18g，丹皮 12g，大黄炭 4.5g，蒲公英 30g，龙胆草 9g，槐花 12g，茯苓 15g，萹蓄 15g，滑石 18g，青皮 9g，陈皮 9g，三七粉 4.5g（冲服），甘草 6g。日服 1 剂。

患者服药 10 剂，尿频尿痛好转，便血较前少。尿常规：白细胞（-），红细胞（++）。舌根部腻苔已退。仍咳嗽、胸痛、头晕、胃纳不好。原方减萹蓄、滑石、蒲公英、槐花，龙胆草改为 6g；更加瓜蒌皮 18g、川贝母 9g、元参 15g、青黛（布包煎）6g。并间服"（二）活血化瘀、理气和胃"处方。又治疗 1 个月，咳嗽、胸痛减轻，食欲较前好转。血常规：白细胞正常范围，血红蛋白未见下降，偶有升高现象。嘱其守方续服。治疗 2 个月后，牙龈出血消失，头痛、眩晕等症好转。患者坚持治疗 4 个多月，服药 120 余剂，因气候炎热，乃暂停服中药汤剂，改服天麻丸、知柏地黄丸，送服三七粉。至

1982年初,血常规:血红蛋白135g/L。血压20/12kPa。脾肋下不足二指,自觉一切甚好。1983年随访,红细胞、血红蛋白仍在正常范围。

三、讨论与体会

1. 活血化瘀治则是当前治法研究中相当活跃的一个领域。大量的临床及实验研究表明,活血化瘀具有多方面的作用,如调节血液循环功能、免疫及代谢功能、抑制病原体、抗炎、抗癌及止痛等,对心血管病、消化系统疾病、免疫系统疾病等40多种疾病有较好疗效。有的应用于再生障碍性贫血及溶血性疾病获得较好效果,如以调气活血方(广木香、当归、益母草、川芎、赤芍)治疗新生儿溶血性黄疸获得显著疗效,命名为"抗免疫Ⅰ号"。

2. 活血化瘀法用于治疗真性红细胞增多症,从临床报道及临床实践,均说明活血化瘀用于某些血液病确有值得研究和探讨的必要。两组处方中,丹参、当归、赤白芍、大黄炭、三七根等,几乎每方必用,尤其是大黄炭(有时用熟大黄)一味,不但具有化瘀清热止血作用,小剂量应用且有很好的健胃功用。青黛有凉血解毒、泻肝散郁热等作用,同时还吸取了近年来药理研究的成果,青黛提取物(靛玉红)治疗慢性粒细胞性白血病有效,因而在治疗本病时常加用之。

活血化瘀与理气和胃或养阴清热相配伍,是为消法与和法相结合。唐容川谓:"和法则为血证之第一良法,表则和其肺气,里则和其肝气,而尤照顾脾肾之气,或补阴以和阳,或损阳以和阴,或逐瘀以和血,或泻水以和气……"许多妙义,未能尽举。在活血化瘀法的基础上,结合理气和胃或养阴清化湿热,和其肝气,顾其脾肾之气,仍是求本之法。

本病的出血,除齿衄为最常见外,其他最常见者是便血。曾治一例周期性出血患者,每次便血一日最多达一千余毫升,用各种治法血不得止,后以化瘀止血清热和胃等调治而收效。

3. 本病的疗程一般要长,需坚持用药在半年以上,个别患者需要时间更长。有的患者,在服用中药治疗后自觉症状虽然有所好转,但红细胞、血红蛋白的数量却不见下降,有的在用药后甚至有暂时上升现象。这应和患者及其家属讲明,嘱其坚定信心治疗。同时,辨证处方不宜经常更动,只要认为辨证无误,就应该守法守方,医患密切合作,长期观察治疗,才能收到预期效果。

活血化瘀法与大动脉炎

多发性大动脉炎，为主动脉及其分支的慢性进行性且常为闭塞性炎症。由于受累的动脉不同而产生的类型也不同。其中以头和臂部动脉受累引起的上肢无脉症为多见，其次是降主动脉、腹主动脉受累的下肢无脉症和肾动脉受累引起的肾动脉狭窄性高血压。通常所说的"无脉症"，多是本病的头和臂动脉受累型。根据本病的临床表现：胸部憋闷、短气、眩晕、肢麻、桡动脉摸不到等，可概属于中医学的"胸痹""眩晕""脉痹"等范畴。笔者以活血化瘀为主，应用消炎通脉合剂（自拟方）加减，治疗本病6例，取得了较好的效果。现简要总结如下：

一、一般资料

6例患者中，男性4例、女性2例。年龄分别为26岁、33岁、41岁、54岁、58岁、65岁。病程1~3年。6例患者俱经北京、天津等地检查确诊。其中头臂动脉型（上肢无脉症型）4例；胸腹主动脉（下肢无脉症型）兼肾动脉狭窄性高血压2例。临床疗效观察：缓解3例，好转2例，无效1例。

二、基本方药

银花藤45~60g，元参20~25g，当归20~30g，丹参30g，川芎10~15g，赤芍15g，桃仁12g，红花9g，桂枝9~12g，海风藤（或用络石藤）15g，薏苡仁20~30g，甘草12g。

下肢无脉者加川牛膝30g（或更加土鳖虫9g）；胸憋闷短气、舌苔较厚腻者加川厚朴、土茯苓；肾脾两虚者，加淫羊藿、黄芪、桑寄生；偏阳虚者加附子6~9g；偏阴虚者加生地、熟地、何首乌；心虚寐差者，加柏子仁、酸枣仁；肾虚肝旺血压偏高者，加桑寄生、淫羊藿、天麻、石决明等。

三、治案举例

【案1】

陈某，男，41岁，大学教师，1972年11月20日初诊。患者一年前因胸憋闷、短气、眩晕、右上肢麻、脉搏摸不见等，去北京某医院检查，确诊为多发性大动脉炎（上肢无脉症型）。经多方治疗，自觉症状不减。近2个月来，眩晕、右上肢麻加重，伴睡眠不好，时心悸，乃要求住院服中药治疗。中医诊断：①胸痹；②脉痹。

处方：银花藤45g，元参25g，当归20g，丹参30g，川芎12g，赤芍15g，桃仁12g，红花9g，桂枝12g，络石藤15g，薏苡仁30g，柏子仁15g，枣仁15g，甘草12g。

原方守服12剂。自觉胸憋闷、短气、眩晕均轻，睡眠较前好转。此后在原方基础上，随症略有加减，主方未变。住院治疗2个月余，显著好转而出院。出院后，门诊观察治疗2个月余，（每周服药4~5剂）自觉症状消失。右手桡动脉可摸到且逐渐清晰有力。右上肢血压逐渐上升，半年后上升至12/8kPa。两次检查，红细胞沉降率（简称血沉）正常。近十余年来，经几次随访，患者一切甚好。

【案2】

王某，男，65岁，干部，1984年1月20日初诊。患者于半年前因常胸憋闷、短气、左上肢麻木，后来发现左手脉较右明显减弱，乃去北京经某医院检查，确诊为大动脉炎。经友人介绍前来就诊。

现症及体征：形体丰腴，精神尚好，胸部憋闷、短气、时头晕，右上肢麻。舌暗红而润，舌尖部暗紫有瘀点，苔薄腻，脉右弦中取尚有力，左细涩，按之似有若无。血压：右上肢21.3/13.3kPa，左上肢9.33/5.33kPa。血、尿常规无异常。辨证为血瘀气郁湿阻，胸阳不宣，治以活血化瘀清热祛湿通络法。

处方：银花藤 50g，元参 25g，当归 25g，丹参 30g，赤芍 15g，川芎 15g，桃仁 12g，红花 10g，桂枝 12g，茯苓 20g，薏苡仁 30g，海风藤 15g，甘草 12g。6 剂。

二诊：服药后，胸憋闷、短气较前轻。上方续服 8 剂。

三诊：胸憋闷、短气、眩晕均好转，左上肢麻亦稍轻。此后以上方为基础随症加减，后来增入太子参、桑寄生、天麻等。门诊治疗近 3 个月，自觉症状基本消失，左上肢已无麻木。左手脉较前清晰有力。血压：右上肢 20/12kPa，左上肢 12/8kPa。1985 年 1 月，患者因外感再来门诊，自述一年来病情稳定。左上肢血压已恢复到 13.3/9.33kPa。

四、讨论与体会

多发性大动脉炎其发病原因迄今未明。根据中医理论，本病的发生，当与心肾不足、风寒湿热侵袭、脉络痹阻有关。心主血脉、肾藏真阴真阳，心肾俱虚，外邪乘虚侵袭，血行瘀滞，经脉痹阻而发生本病。

据初步观察，本病以头臂动脉型者临床疗效较佳，而发病部位较广泛者效果较差。尤其是肾动脉受累、狭窄并发肾性高血压者，治疗起来更是困难。

当归、丹参、川芎、赤芍、桃仁、红花等活血化瘀，加用大剂的银花藤以解毒清热活络，元参滋阴降火，桂枝、海风藤宣通心阳疏风祛湿通络，薏苡仁、甘草淡渗祛湿和中。诸药合用，为活血化瘀养阴清热祛湿通络的复方。临床用于由热结湿阻血瘀而致的血栓性炎症，针对性较强，因之效果也较好。但由于人的体质不同，临床表现不尽相同，因此须在辨证的基础上随症进行加减，方可取得较好的效果。

在此还应指出的是，治疗上肢无脉症型的患者，其舌体前半部，尤其是舌尖部分，均表现为暗紫、瘀点，经过一段时间的中药治疗，随着病情的好转，舌尖部的绛色、瘀点亦逐渐消退而转为正常。

厚姜半甘参汤临床新用

厚朴生姜半夏甘草人参汤出自《伤寒论》66条，"发汗后，腹胀满者，厚朴生姜半夏甘草人参汤主之"。已故名中医任应秋教授，对本条经文诠释甚精。他说："这个条文只有三句话，一二句是辨证，后一句是施治。腹胀满是症。发汗后这句话，就在辨，发汗后而致腹胀满，是过汗损伤了脾阳胃阴。因而脾胃不能健运而胀满，便辨识出这胀满是虚证，而不是实证，所以用厚朴生姜半夏甘草人参汤来和脾阳，益胃阴……发汗在这里无非是指出脾胃受伤的因子。不管它是否发汗，只要是脾胃受伤的腹胀满，厚朴生姜半夏甘草人参汤，一样发生良好的效用。"(《伤寒论证治类诠·序》)笔者临床喜用此方，凡遇到中阳失健而致之腹胀脘痞、呕逆、腹泻，或伴有低热、失眠等症，每以此方加减，应手取效。现结合部分治例，略谈本方的临床运用。

一、充血性心肌病

【案】

孙某，男，58岁，干部。1985年4月以充血性心肌病、心衰入院治疗。入院后心衰已控制。但胸憋闷、短气不减，入院两周后又增脘腹痞胀。服西药治疗一周，腹胀满益甚，不能进食，乃请中医会诊。

患者形体丰腴，神色尚可，脉弦中取有力，右关明显，舌暗红而润，苔薄腻。乃中阳受戕，健运无权，升降失司。《内经》谓："浊气在上，则生䐜胀。"刻下宜温运中阳，理气除胀为主。

处方：川厚朴15g，清半夏12g，干姜5g，党参12g，茯苓30g，丹参20g，佛手12g，甘草6g，生姜9片，荷叶5g。3剂。

二诊：脘腹胀满显轻，胸憋闷、短气亦好转，饮食较前增多。上方更加附子4g，续服3剂，腹满胀基本消失。后以十味温胆汤加减，调理一周出院。

按：叶天士谓"厚朴多用则破气，少用则通阳"。湿温患者气分郁滞，需用厚朴时，用量宜小，取其理气化湿以通阳，若中阳失健，浊阴逆上而致脘腹胀满，厚朴又宜重用，取其辛温苦降以破阴散结之意。仲景厚朴生姜半夏甘草人参汤，厚朴用量为半斤。笔者用此方时，厚朴常用量为15g，且恐其力不足，复加佛手辛苦微温气香之品以助之，用后效果甚好。此例充血性心肌病，属本虚标实证，因脘腹胀满明显，故仍主以是方。在本方的基础上，更加干姜以振奋中阳，重用茯苓淡渗祛湿以利心脾，丹参养血活血；浊阴不降，乃由于清阳之不升，在温运中阳理气祛湿的同时，少加荷叶以升清，俾阳升阴降，中气和调，而脘腹满胀可除。后加少量附子，取其温通以助心肾之阳意也。

二、腹胀低热久不退

【案】

陈某，女，18岁，1981年3月19日初诊。其母代诉：患者腹胀肠鸣近一年，近1个月来发热不退，下午体温常在37.5~37.8℃。腹胀，食后加重，大便溏薄，乏力。化验检查：白细胞(11.6~12.1)×10^9/L。中性粒细胞0.81（两次检查，中性粒细胞皆在0.80以上）。曾用抗生素及其他药物治疗两周，发热、腹胀不减。患者发育一般，精神委顿，苔白微滑腻，脉沉细弦。乃中阳素虚，气机郁滞，浊阴逆上则久病腹胀，湿邪内郁、营卫失调则低热不退。治拟温运脾阳，调气机和营卫。

处方：川厚朴15g，佛手12g，生姜9片，半夏12g，党参12g，桂枝6g，白芍12g，蒲公英30g，甘草6g。3剂。

二诊：腹满胀已明显好转，下午低热已基本消退（体温37.1℃）。化验检查：白细胞总数6.7×10^9/L，中性0.71。上方厚朴减为12g，去蒲公英，续服2剂，病愈。

按：此例患者腹胀近一年，低热1个月，治颇棘手。上方为厚朴生姜半夏甘草人参汤合桂枝汤化裁而成。方以厚朴、生姜、半夏、党参温运中阳；佛手助厚朴增强调气解郁之力；桂枝、白芍、甘草和营卫，调阴阳；于大队温运药中加蒲公英一味，解其内郁之热，是为反佐。药证合拍，故服药 5 剂而病愈。

三、腹胀泄泻不寐

【案】

马某，男，58 岁，干部，1981 年 4 月 28 日初诊。自述腹胀满已 4 个多月，食后腹胀明显，下午及夜晚尤甚，夜间每因腹胀而披衣起坐。不寐，大便溏，日 2~3 次。经各医院检查未见明显异常。西医诊断：①胃肠神经功能紊乱；②慢性肠炎。多方治疗效不显。患者面色萎黄，精神尚可，脉弦中取尚有力，苔根中薄腻，舌暗红而润。乃中虚气滞，肝脾失调，治法以温运脾阳理气除胀为主。

处方：川厚朴 15g，佛手 12g，半夏 12g，党参 12g，生姜 9 片，甘草 7g，茯苓 20g，丹参 15g，焦山楂 30g，焦麦芽 30g，焦神曲 30g。4 剂。

二诊：腹胀满显轻，夜间已不再起坐，大便转为 1~2 次，唯睡眠仍差。上方厚朴改为 12g，加黄连 4g、肉桂 3g、秫米 30g，续服 4 剂。此后腹满胀基本消失，睡眠较前改善，大便正常。为巩固疗效，上方加二倍量，制成粗末散剂，每服 20~30g，纱布包煎，缓理之。半年后随访，患者一切甚好。

按：上方为厚朴生姜半夏甘草人参汤加味。以厚朴、佛手理气除胀；生姜宜通阳气；半夏降逆开结；党参、甘草健脾和中；茯苓、焦山楂、焦麦芽、焦神曲协同参、草渗脾湿而助健运；丹参活血和营。4 剂后厚朴减小其量，更加秫米及小量黄连、肉桂，取"半夏秫米汤"及"交泰丸"意，用以和调阴阳而助安寐。待诸症缓解，再以粗末散剂缓调以善后，因慢性久病治宜从缓也。

四、腹胀兼呕吐

【案】

王某，男，55 岁，工人，1983 年 4 月 14 日初诊。患者脘腹满胀已 2 个月余，呕吐两周。开始用西药治疗，腹胀不减，后增呕吐。现症：脘腹满胀,下午及晚间为甚,饭后明显,呕吐每日1~2次,食后遇冷风即吐,吐出物多为痰液,时伴有食物残渣,大便溏,形体丰腴,精神尚可,苔白滑腻,舌暗而润,脉双弦。辨证为中阳不足,健运无权,浊阴不降,冲胃之气上逆,治宜温运脾阳,理气降逆调中。

处方:川厚朴15g,佛手12g,半夏15g,党参12g,赭石20g,旋覆花12g,干姜5g,黄连4g,茯苓15g,甘草5g,生姜9片。3剂。煎成300ml,分多次频频服之。

二诊:呕吐止,脘腹满胀亦轻。上方半夏改为12g,续服4剂,呕吐腹胀消失。后以香砂枳术丸缓调以巩固之。

按:此例患者先病腹胀,后病呕吐,究其呕吐之因,虽有服西药伤胃之嫌,但终属脾胃受伤,健运失司,气机逆乱。此病例所服之药为厚朴生姜半夏甘草人参汤合旋覆代赭汤化裁而成。在温运脾阳理气除胀的基础上,增半夏之量,合赭石、旋覆花以降逆镇冲;干姜、黄连辛开苦降;茯苓渗湿健脾。俾中阳健运,胃气和降,则腹胀呕吐可解。

桃花汤临床心得

《伤寒论》载桃花汤证有二条。一为"少阴病,下利便脓血者,桃花汤主之"(306条);一为"少阴病,二三日至四五日,腹痛,小便不利,下利不止,便脓血者,桃花汤主之"(307条)。桃花汤重用赤石脂温涩以固肠止泻,干姜振奋中阳,粳米和养胃气,属于温涩固下之剂。余临床治下利不止,系虚多实少之重症。常以此方合香连丸,更加罂粟壳一味,每获良效。

【案1】

张某,女,55岁,家庭妇女,1980年5月5日初诊。患者自觉恶寒发热,颜面浮肿明显,小便短少。尿检:蛋白(++),白细胞(+-),红细胞(+),可见颗粒管型及透明管型。当时按"风水"治疗。三日后患泄泻,腹痛便脓血,一日20余次。粪检:白细胞(++),红细胞(+)。自用呋喃唑酮、黄连素、氯霉素等治疗十天,腹泻不减。纳食极差,病情日重。乃停服西药,单服中药治疗。

患者形瘦神疲,闭目懒言,泄泻为褐色黏液便,腹时隐痛,小便黄少,每餐进米粥半碗,食后即泻,完谷不化。脉细微弦,舌苔根中黄褐而润。证属肾脾不足,中元大伤,湿浊之邪留恋。刻下虚多实少,急宜温涩固下,予桃花汤加味。

处方:赤石脂25g(另5g研细粉冲服),干姜4.5g,粳米50g,炒薏仁20g,川黄连5g,广木香6g,罂粟壳9g,肥大枣5枚。

二诊:服上药2剂后,泄泻明显好转,腹痛消失。继服上方1剂,泄泻全止。改用健脾和胃法,调治40余天,肾炎亦愈。一年多来病未复发。

【案 2】

李某,女,53岁,农民。因泄泻一周,于1980年7月入本院内科。入院前粪检:白细胞(+++),红细胞(+)。诊为菌痢。给予补液及抑菌液药物治疗,入院六天不见好转,乃请中医会诊。

患者精神萎靡,形体消瘦,大便日七八行,腹中隐痛,略有后重之感,少进米饮即欲登厕,纳呆,脉细弦中取无力,苔根部薄腻微黄。年高气弱,泻经两周,中阳受戕,受纳运化无权,以致湿浊恋于大肠,乃虚多实少之候,治宜温涩固下,降逆和中。

处方:赤石脂25g(另5g研粉冲服),干姜4.5g,粳米50g,炒薏仁20g,清半夏9g,川黄连5g,广木香6g,罂粟壳8g。

二诊:服上药2剂后,泄泻明显减轻,欲呕好转。续进上方1剂,泻全止。继以健脾和胃法调治2剂,痊愈出院。

按:上述两例病情均较重,均为脾肾亏虚、胃气已伤,下利滑脱不禁之见症,但并非完全属于虚寒。案1,在桃花汤的基础上加大枣、薏苡仁以补脾祛湿,合番连丸以理气清化、温涩固下而不碍邪,药证相合,故药进3剂而泄泻全止。案2与案1的方药基本相同,稍有不同的是,方中未加大枣,因证兼呕逆,故加半夏以降逆止呕。

以上二方均加用罂粟壳一味。查罂粟壳味酸、涩,性平,入肺、大肠、肾经。《本草纲目》谓其有"止泻痢、固脱肛、治遗精久咳,敛肺固肠"等功用。由于本品性收涩(具有麻醉作用,含有吗啡、可待因及罂粟碱等成分),故医者多因此不愿使用。其实,任何一种药物都有其不同宜忌,罂粟壳当然更不例外。本品的适应证是:久泻、久咳、腹痛,虚多实少者宜之。但决不可应用于虚实夹杂、实多虚少之证。若痰热恋肺,咳嗽痰稠,湿热下注之暴泻,以及停食积滞之腹痛等,用此均非所宜。

体会:应用桃花汤加罂粟壳一味,治疗脾肾亏虚、滑脱不禁之泄泻腹痛,有相得益彰之效。但在辨证运用时,应掌握:①有脾肾亏虚、滑脱不禁之见症;②虚实夹杂,虚多实少;③脉象细弦少力或虚大,舌苔腻滑者。具有上述三项中之两项,即可主以是方。

温胆汤在内科疾病中的应用心得

温胆汤临床较为常用，治疗的病证较广，如能加减运用适当，收效甚佳。本方由半夏、陈皮、枳实、茯苓、竹茹、甘草、生姜等组成。方以陈皮、枳实、半夏理气降逆化痰和胃；茯苓健脾渗湿宁心安神；竹茹清虚热，甘草益气和中。竹茹配半夏、生姜，除虚热降逆止呕的作用更好。从整个方义看，是属于理气化痰清热和中的方剂。

本方主要适用于因肝气抑郁、脾失健运、痰湿中阻而出现的一系列症状。如胁胀，胃部痞满，欲呕，心胸憋闷，头目眩晕，惊悸不眠，口苦，虚烦，或幻视、幻闻、幻觉，甚则手足抽搐。脉弦或弦而略滑、舌苔白腻等为应用本方的主要指征。

现根据个人的临床体会，谈谈本方在内科杂病中的应用。

一、郁证

【案1】

王某，女，25岁，工人，1974年9月来院就诊。两胁胀痛，胃部痞满，眩晕欲呕，惊悸不眠，时而悲伤欲哭。面色萎黄，神情呆滞。脉弦略滑，舌苔薄白腻，质红润。病经2个多月，多方治疗效不显。脉证合参，乃肝郁气结，痰湿中阻，胃失和降，痰热上扰，治宜平肝和胃化痰清热宁神，予温胆汤加减。

处方：广陈皮12g，枳实9g，半夏12g，茯苓15g，竹茹9，丹参15g，枣仁15g，钩藤12g，珍珠母45g，广郁金9g，甘草4.5g。4剂。

二诊：服药后，痞满欲呕、眩晕等症明显好转，睡眠较前好，腻苔已退。上方加浮小麦30g，大枣5枚，继服4剂。先后来门诊4次，服中药15剂

（10日后改为隔日1剂），自觉症状大部消失。

【案2】

赵某，女，25岁，工人，1978年10月6日初诊。患者10日前患感冒，经治疗热退，后见胸满不能食，眩晕，时而欲呕，并逐渐出现手足抽搐。于当日晚7时邀余往诊。脉弦滑略数，重取有力，舌苔黄腻，舌质深红。诊为肝郁化火，痰热壅阻，胃失和降，有风阳内动之象，治宜平肝和胃清热化痰。

处方：广陈皮12g，枳实9g，半夏9g，茯苓12g，竹茹12g，龙胆草9g，钩藤12g，石决明30g，白芍12g，丹皮12g，熟大黄（后下）6g，甘草4.5g。2剂。

二诊（10月8日）：服上药后手足抽搐、呕吐俱减。其他症状亦轻，夜能入睡，舌苔薄黄，脉细弦略数。上方减大黄，龙胆草改为6g，加丹参12g，又服3剂而愈。

按： 以上两例均属郁证。案1为肝郁气滞、痰浊中阻证，因痰热上扰神明，故见心悸不寐、悲伤欲哭等症。方以温胆汤加平肝和营宁神之品，收到了较满意的效果。案2乃肝郁化火、痰热壅滞之证，治以温胆汤加平肝清热凉血之品，俾痰热清，肝风息，胃气和而诸症可止。

二、内耳眩晕症

【案】

张某，男，46岁，干部，1977年10月住院。患者病眩晕30天，经耳鼻喉科检查，诊为内耳眩晕症。曾用西药治疗不见好转。眩晕每日发作1~2次，每次半小时至一小时，卧床不能动转，自觉周围一切东西在旋转，伴有恶心呕吐，耳鸣，胸胁满，食少，睡眠不好，脉弦略滑，舌苔薄腻，舌质红润。乃肝气抑郁，脾失健运，风阳挟痰上扰，治宜平肝降逆和胃化痰息风。

处方：广陈皮12g，枳实9g，半夏12g，茯苓15g，竹茹9g，白术9g，泽泻15g，磁石30g，钩藤12g，丹参15g，枣仁15g，甘草6g。日服1剂。

以上方为基础，有时加入菊花、何首乌。服药一周后，眩晕发作次数逐渐减少。两周后已不发作。呕吐、耳鸣等症消失，睡眠好转，食欲增，乃出院。嘱服杞菊地黄丸以巩固之。1979年底随访，二年来一直很好。

按：《素问·至真要大论》云："诸风掉眩，皆属于肝。"《灵枢·海论》

云："髓海不足，则脑转耳鸣，胫酸眩冒，目无所见。"本证虚实互见，因虚、因痰、因火皆可发生。从脏腑定位来讲，与肝的关系最密切，因肝为风木之脏，内寄相火，风阳内动则为眩晕；从脏腑辨证来讲，与肝、肾、脾三脏的功能失调有关。肾精亏虚，肝气郁滞，脾失健运，皆可导致本症的发生。上方由温胆汤合泽泻汤化裁而成。以温胆汤理气解郁化痰清热，合泽泻汤淡渗利湿健脾。泽泻汤《金匮要略》用以治支饮，以本方合入温胆汤，治疗因肝脾失调、痰浊中阻而致之眩晕，当属对症之剂。更加磁石、钩藤潜锁息风，丹参、枣仁和血宁神。俾瘀热除、肝风息、气血和调而眩晕可除。

三、高血压

【案】

高某，女，48岁，干部，1975年9月来诊。患者患高血压已近二年，血压常在22.7/13.3kPa上下，自觉眩晕，前额部沉痛，睡眠不实，乏力，伴胸胁满，食欲不好，时而欲呕。脉沉细弦右寸滑，苔薄白腻，舌质红润。诊为肝气抑郁，痰湿中阻，风阳挟痰热上扰，治宜平肝和胃清热化痰，方以温胆汤加减。

处方：广佛手12g，枳壳9g，半夏9g，茯苓12g，竹茹9g，钩藤15g，茺蔚子15g，泽泻12g，川芎9g，丹参15g，首乌藤24g，甘草4.5g。4剂。

二诊：胸胁满、眩晕、头痛等症减轻，睡眠较前好。原方加怀牛膝20g，继服。来门诊五次，服中药近30剂（10日后改为隔日1剂），血压稳定在18~20/12~12.3kPa。自觉症状大部消失。

按：上方为温胆汤加钩藤、茺蔚子、泽泻、川芎、首乌藤等组成。在温胆汤的基础上，加钩藤、茺蔚子、泽泻平肝息风清利湿热；川芎、丹参、首乌藤活血和络宁神，后加牛膝一味，取其益肝肾引血下行之意。

四、冠心病

【案】

魏某，男，57岁，工人，1976年11月以陈旧性心肌梗死、心绞痛入院。

入院后用西药扩张冠状动脉止痛等治疗,因胃部症状明显,五日后结合中医治疗。

患者胸部憋闷、短气,心前区时痛,胃部满胀发堵,食欲不好,时而欲呕,脉弦,舌苔薄白腻,舌质暗,边有瘀斑。诊为心气不足,气郁血瘀,痰湿中阻,胃失和降,宜予心胃同治法。

处方:广陈皮 12g,枳实 9g,半夏 12g,茯苓 15g,竹茹 9g,丹参 21g,川芎 9g,党参 12g,石菖蒲 9g,甘草 6g,琥珀粉(分二次冲)4.5g,生姜 3 片。3 剂。

服药后,胃部满胀发堵好转,胸憋闷、短气亦轻,欲呕症状消失。此后以上方为基础加减续服,并结合内服"宽胸止痛散"(药物组成见"冠心病辨治")。心前区疼痛等症逐渐消失。乃出院。

按: 以温胆汤加味治疗冠心病,见蒲辅周医案,是心胃医治的方法。冠心病病位虽然发生在心,但与脾、胃、肝、肾均有密切关系。肝气郁滞,脾失健运,则痰湿内生,痰浊上干胸阳,可造成胸痹心痛;痰湿中阻,胃失和降,则满胀、欲呕等症相因而起。上方在温胆汤理气和胃、化痰清热的基础上,更加丹参、川芎、琥珀粉活血化瘀宁神,党参、石菖蒲益气养心,俾心胃同治,气血和调而诸症可除。

五、阵发性心动过速、室性期前收缩

【案】

张某,男,44 岁,干部,1979 年 10 月 20 日初诊。自述胸部憋闷、心慌、头晕、睡眠不实,胃部发堵,纳呆、时而欲呕,已 2 个多月。脉率有时为 120~130 次 /min。心电图:呈现频发性室性期前收缩。患者形体及精神尚可,脉弦略数,右寸滑,舌苔薄腻微黄。诊为营血不足,肝气抑郁,痰湿中阻,胃失和降,治宜平肝和胃养血宁神。

处方:广佛手 12g,枳实 9g,半夏 10g,茯苓 15g,竹茹 9g,珍珠母 30g,丹参 15g,酸枣仁 15g,桂枝 5g,柴胡 5g,甘草 6g。4 剂。

二诊:胸部憋闷及胃脘发堵减轻,两天来脉搏未增快。上方桂枝改为 6g,珍珠母改为 45g,继服。患者来门诊 4 次,服药近 20 剂,诸症消失。

按: 上方为温胆汤加珍珠母、丹参、酸枣仁、柴胡、桂枝而成。方以温胆汤理气化痰清热和中，加珍珠母、酸枣仁、丹参平肝养血安神；柴胡、桂枝疏肝解郁、温通心阳，二药合用，可起到升清降逆宣畅气机的作用。心肝胃气机和调，心血得养，而心动过速等症可缓解。

六、痫风

【案】

朱某，女，22岁，工人。因癫痫风经常发作，于1977年5月来院就诊。患者素体健康，2个月前因情志抑郁，兼之劳累，突然昏厥一次，以后即经常发作，每周1~2次，每次发作即不省人事，两目上吊，口吐涎沫，一般持续2~3分钟，醒后自觉头痛乏力。近半个月来发作较频，一周3~5次，伴有心悸，睡眠不好，胸胁满胀，时而欲呕等症。脉弦略滑，舌苔薄白腻，质红润。诊为"痫风"，乃肝气抑郁，营血内虚，痰湿中阻，上扰神明而致，治宜平肝和胃化痰息风宁神：

处方：广佛手12g，枳实9g，半夏12g，茯苓12g，竹茹9g，胆南星6g，天麻9g，僵蚕9g，珍珠母30g，枣仁15g，丹参15g，白芍12g，甘草6g。4剂。

二诊：心悸、胸胁满、失眠等症好转。除继服原方药外，并配制"痫风验方"（方见附）常服之。共服中药20剂，服"痫风验方"两剂。痫风发作逐渐减少，进而不再发作。经随访，三年来一直很好。

按：《类证治裁》论痫证云，"痫证肝胆心肾病……由心肾虚怯，肝风胆大倏逆，痰涎上壅心包，经脉闭阻，猝然晕仆……虽分五痫，治要在火与痰"。古方常以"定痫丸"通治，或用温胆汤、龙脑安神丸等治疗。余临床治疗此证，常以温胆汤加养血安神平肝息风之品，并配合"痫风验方"长期缓调，曾以上方治疗痫风8例，4例痊愈，3例好转，1例无效。

附：痫风验方（个人经验方）

清半夏30g，天麻21g，胆星9g，朱砂9g，琥珀9g，金箔3张（本药短缺，常以灵磁石24g代之），蜈蚣1条。共研极细末，以白公鸡血和药为小丸，每剂3g，晨起服一次。

小青龙汤加味治疗哮喘性支气管炎

　　仲景小青龙汤原为外寒内饮所设。近代名医张锡纯称此为"外感痰喘之神方"。据临床观察，本方用于慢性哮喘性支气管炎急性发作者有较好效果。哮喘性支气管炎的临床见症是喘、咳并见，具有气机逆上的病理特点。根据肺宣发肃降的机制，余临床应用本方在宣肺通阳化饮的基础上，加入代赭石以平降冲逆，炒莱菔子下气除满。又仿张锡纯加石膏以解麻、桂、姜、辛之热的论点，于原方加生石膏 20~30g，疗效更较理想。据初步统计，几年来，以小青龙汤加味治疗慢性哮喘性支气管炎合并上呼吸道感感后喘咳胸憋闷久不解者 56 例，症状完全缓解者占 74%，明显好转者占23%，仅有 3 例无效。现将常用药味药量简介如下：麻黄 5~6g（体虚者用炙），桂枝 6~8g，白芍、甘草、半夏、五味子各 9~12g，干姜 1~5g（合五味子同捣），细辛 3~4g，生石膏 20~30g，代赭石 20g，炒莱菔子 12~15g。

　　久病体虚者，麻、桂、细辛、莱菔子用小量，白芍、五味子、甘草用大量；热象较明显者麻、桂宜小量，石膏用大量，或更加鱼腥草；喘甚舌苔腻者加葶苈子 12~15g；咳甚者加杏仁、百部；若虚寒气逆较明显者，亦可减代赭石易沉香 9~12g，待喘咳明显好转后，继服张氏从龙汤（生龙骨、生牡蛎、白芍、半夏、苏子、牛蒡子等）2 剂，以防复发。

【案 1】

　　张，男，54 岁，干部。1978 年 11 月 15 日因喘咳、胸满短气夜不得平卧而入院治疗。诊断：慢性哮喘性支气管炎合并感染；肺气肿。入院后给予西药抗感染、平喘止咳等治疗三周，喘咳有所好转，但胸部憋闷短气不减，氧气吸入每夜不能离，不思饮食。应患者要求，改用中药治疗。患者形体较丰腴，舌苔白根中滑腻，脉弦稍大右关节前略滑。治以小青龙汤加味。

处方：炙麻黄 5g，桂枝 8g，白芍 12g，甘草 12g，半夏 12g，五味子 10g，干姜 4g（合五味子同捣），细辛 3g，生石膏 24g，代赭石 20g，炒莱菔子 15g。3 剂。

患者服药后，胸憋闷短气明显好转，已不喘促，夜间停止了吸氧。原方续服 3 剂，症状基本消失。乃出院。出院前处加味从龙汤（原方加芡实 20g、五味子 9g）2 剂，续服巩固。半年后喘咳病复发，仍以小青龙汤加味，3 剂后缓解。

【案 2】

徐某，女，49 岁，家庭妇女，1986 年 2 月 12 日初诊。患者有哮喘性支气管炎病史，已 4 年。20 日前因外感诱发，喘促咳嗽，胸憋闷短气，夜不得卧，不得安寐，曾用西药抗感染平喘止咳等治疗，症不减。不思饮食。诊见患者喘促抬肩，咳嗽、精神尚可，舌苔薄黄腻，舌暗红而润，脉弦略数，乃外寒内饮，郁久有化热之象，治以小青龙汤加味。

处方：炙麻黄 5g，桂枝 7g，白芍 12g，半夏 12g，甘草 9g，五味子 9g，干姜 4g（合五味子同捣），细辛 3g，生石膏 30g，杏仁 10g，鱼腥草 25g，代赭石 20g，炒莱菔子 15g。3 剂。

二诊：喘咳明显好转，胸憋闷短气亦轻，夜已安寐。上方加生龙骨、牡蛎各 20g，续服 4 剂，症状消失。随访一年，病未复发。

四物汤合麻仁丸治疗顽固性便秘

便秘症临床常见。所谓顽固性便秘，即大便常 3~5 日一解，甚则一周以上，每次排便必服缓泻药，经年如此，患者甚以为苦。本症多因津血亏虚、肝气郁滞而成。笔者治疗此症，常以四物汤合麻仁丸为基本方，随证加减，甚为应手。近十余年来，经治顽固性便秘约 60 余例，疗效满意。现简介如下。

一、基本方药

熟地（或生、熟地同用）30~45g，当归 15~20g，白芍（或赤芍、白芍同用）12g，川芎 9g，火麻仁 18g，杏仁 9g，枳壳 10~12g，厚朴 10~12g，大黄（后下）5~6g，柴胡（或改用秦艽）6~7g，甘草 5g。

肾虚明显者加肉苁蓉 15~20g，肝阳偏旺者加草决明 30g；血瘀较明显者加桃仁。血虚体弱者熟地、当归用大量；肝郁气滞较明显者，枳壳、厚朴用大量，或再加砂仁。

以大剂地黄、当归益阴养血润肠；川芎、白芍活血和营；杏仁、火麻仁利肺下气润肠通便；大黄化瘀通腑；枳壳、厚朴、柴胡理气解郁除胀；甘草和中。以枳壳、厚朴、柴胡等理气解郁药同地黄、当归等养血药相伍，则补中有疏，相得益彰。用于血虚气滞之顽固性便秘，是为有效良方。

二、治案举例

【案1】

孟某，女，52 岁，干部，1981 年 3 月 18 日初诊。

主诉：大便秘结已4年，近2个月来加重。

患者4年前高热一次，以后常便秘，初则2~3日一解，后渐延长至5~6日一行。每次排便甚为困难，常用泻药通便，但通便后下次仍便秘。伴咽干、腹满胀、食欲不振等。曾多次去医院诊治，全消化道造影及各种检查均未见异常。西医诊为"习惯性便秘"。经多方治疗不效。近来便秘更甚，腹满胀，不思饮食。

患者面色萎黄，精神尚可。脉细微弦略数，中取尚有力，舌红润少苔。中医辨证为营阴不足，肝气抑郁，津血不能濡于大肠，属血虚气滞便秘，治以养血解郁润肠通便之法。

处方：生地15g，熟地15g，当归20g，白芍12g，川芎6g，肉苁蓉18g，火麻仁18g，杏仁10g，枳壳12g，厚朴10g，大黄5g(后下)，柴胡6g，草决明30g。1剂。

二诊：大便较前通畅，2~3日一次，腹胀好转。嘱原方续服3剂。

三诊：大便已基本正常，腹满胀、咽干等症消失，自觉全身舒适。原方肉苁蓉、火麻仁改为15g，去草决明，加甘草5g，嘱每周服药4剂，续服3周以巩固之。此后大便正常，一年后随访未复发。

【案2】

刘某，女，34岁，护士，1973年5月10日初诊。

主诉：妊娠5个月，便秘腹胀时疼，加重两周。

患者平素便秘，常2~3日一行，腹胀，食欲不好。怀孕5个月后，便秘腹满胀明显，近来大便常4~5日不解，腹满胀时痛，不思饮食。曾用西药润肠通便等治疗无效。经下消化道造影，发现横结肠部有肠管狭窄滞塞不通现象。乃转请中医治疗。

患者形体素弱，面色少华，脉细弦无力，舌暗红而润。其病机为营血素虚，肝气郁滞，中阳失健，孕后以血养胎而阴血愈虚，津液不能濡于大肠则便秘益甚；中虚气滞、肝胃失调则腹胀满时痛。乃血虚气滞、本虚标实之证，宜予大剂滋阴养血润肠，佐以理气导滞。

处方：大熟地45g，当归20g，川芎6g，白芍12g，肉苁蓉18g，火麻仁18g，杏仁9g，枳壳12g，厚朴12g，砂仁4.5g，大黄6g，秦艽9g，甘草4.5g。3剂。

二诊：服上方后腹胀痛好转，三日内解大便二次，饮食较前增多，自觉舒适。原方减大黄，易大黄炭 3g，火麻仁改为 12g，厚朴改为 9g，嘱续服 3 剂（隔日 1 剂）。此后腹胀满痛消失，大便改为 1~2 次。足月后顺产一男婴。

【案 3】

金某，女，24 岁，商场营业员，1986 年 3 月 26 日来诊。

主诉：便秘腹胀已一年余。

一年前，因其母患重病住院数月，朝夕陪床，母亲病逝后忧思悲伤，即逐渐出现便秘腹胀。初未介意，但后来便秘逐渐加重，近 2 个月来，常 6~8 日一行，必用泻下剂方可排便，但泻后下次仍便秘，伴脘腹胸胁满胀，善太息等。曾多方治疗，效不佳。

患者慢性病容，精神尚可。舌暗红而润、尖边有瘀点，脉细微弦、中取有力。"七情之病，皆从肝起"。本患者之便秘，乃由忧思气郁、劳倦内伤而致。素体营血不足，母病后，忧思劳倦，则营血虚，肝气郁，肝郁则疏泄功能失司，血虚则津液不能濡于大肠，便秘腹胀由是而作。此乃血虚气郁、本虚标实之证。治以养血疏肝、润肠通便之法。

处方：熟地 24g，当归 12g，杏仁 10g，火麻仁 18g，赤芍 7g，白芍 7g，川芎 7g，桃仁 12g，肉苁蓉 18g，枳壳 12g，厚朴 10g，大黄 6g（后下），柴胡 7g，甘草 5g。4 剂。

二诊：大便较前通畅，胸胁及腹部满胀轻。原方续服 3 剂。

三诊（隔 10 日后）：患者服上方后，自觉大便已接近正常，自停药一周。几日来大便又感不畅，3~4 日一行，其他无异常。嘱原方续服 4 剂。

四诊：大便已正常。胸胁满胀等症消失。上方减大黄易大黄炭 4g，嘱隔日 1 剂，再服 5~6 剂，以巩固之。半年后随访，患者一切正常。

按：上述三例便秘患者，皆病程较久，病情顽固，均以润肠通便方随症加减而获效。案 1，患者年过五旬，病经 4 年，阴虚肝旺，在基本方的基础上更加草决明 30g，增强平肝益肾润肠之力（民间验方：单用本药 60g 煎汤，另兑入白蜜适量，治虚人便秘，服后效果明显）。案 3 为青年未婚妇女（年轻妇女，经常便秘一周以上者实属少见）。根据脉证，于基本方中更加桃仁一味，以增强活血化瘀润敛之力，年余之痼疾，服药 10 剂而病愈。案 2 为中年孕妇，便秘腹胀满时疼痛较明显，经检查有肠管狭窄滞塞不通现象，而又原因不明。在束手无策的情况下试用中药，本着"有故无殒亦无殒也"的原则，方中加用了大黄、麻仁碍胎之品，并加重了熟地的用量。为防滋腻，加砂仁以疏通之。以大剂熟地、当归、肉苁蓉等养血益肾润肠药，同枳壳、厚朴、砂仁等伍用，则补中有疏，相得益彰。加秦艽，借风药以畅通肝气也。俾阴血得养，肝郁得疏，胃气因和，则便秘腹胀等症可解，而胎儿亦可保全。

定眩汤治疗内耳眩晕症

内耳眩晕症为常见病、多发病之一。临床表现以旋转性头晕为主,伴有恶心欲呕、耳鸣、听力障碍等症状。常反复发作,患者甚感痛苦。笔者以自拟定眩汤治疗本病,取得满意效果。现将系统观察42例,报告如下。

一、临床资料

42例患者均具有内耳眩晕之典型症状,其中男性患者18例,女性患者24例;年龄18~47岁,病程3个月~4年。大部分患者是在服用其他药物治疗无效时,来此就诊。

二、治疗方药

定眩汤药物组成:泽泻15~30g,白术12~15g,茯苓12~25g,半夏9~12g,陈皮9~12g,川芎9~15g,丹参15~30g,天麻9~12g,钩藤10~15g,磁石30g,葛根15~20g,甘草6~9g。日1剂,水煎分二次服。

临床加减:心烦寐差者加竹茹9g,枣仁20g;肝阳偏亢者减川芎加石决明30g;肾阳不足者加补骨脂12~15g;呕逆甚者减甘草,半夏用大量,更加生姜3~5片。

三、疗效观察

1. 疗效评定

治愈,诸症消失,二年以上病未反复者;显效或有效,眩晕及兼症消失,已恢复正常工作,但二年以内又复发者;无效,诸症无明显改善。

2. 治疗效果

42例周治愈24例；显效或有效15例；无效1例。总有效率为97.6%。其中服药最少者6剂，最多22剂。

四、治案举例

刘某，女，34岁，干部。1986年9月4日初诊。患者内耳眩晕已二年，反复发作，曾服安定、谷维素、眩晕停等多种药物，效不佳。近一周病又复发，卧床不能动，头稍动则眩晕加重，自感周围物体旋转，目不欲睁，耳旁似有蝉鸣，时恶心欲呕，睡眠不好。患者面色萎黄，舌苔白腻而润，舌质暗红尖部有瘀点，脉沉略弦。投以上方加枣仁20g，生姜5片。4剂后再诊，眩晕明显好转，兼症亦轻，原方续服8剂，诸症消失，二年病未复发。

五、讨论与体会

现代医学认为本病是由于自主神经功能紊乱失调，引起迷路神经水肿及内淋巴系统压力增高、内耳末梢器缺血、变性等病理变化所致。属中医学"眩晕"之范畴。据临床观察，本病多本虚标实，虚实夹杂。虚乃脾虚不运，中阳失健；实乃痰湿内停，血瘀阻络及肝风欲动。患者多因肝郁脾虚，水湿不运而内停；湿聚酿痰浊，阻遏气机之升降，影响血运而滞涩成瘀，久郁化热动风上扰脑窍而至眩晕。本病的病因病机结合中医辨证论治，以利湿健脾化痰、平肝息风活血为基本治法。

上方以大剂泽泻、茯苓利水渗湿，可减轻其迷路神经水肿及内淋巴系统的压力；白术、半夏、陈皮、甘草健脾和胃祛痰。此六味药乃是泽泻汤、二陈汤合用，俾水湿除，脾胃健，则精血生化有源，痰湿聚集无本。用川芎、丹参活血化瘀、扩张血管、解除痉挛，可增加脑及内耳的血流灌注量；天麻、钩藤、磁石平抑肝木，不使风动；葛根升清阳，调中气之升降。此外葛根含有黄酮苷，能扩张心脑血管，与川芎、丹参、天麻钩藤伍用，治疗缺血（血虚、血瘀）性眩晕，疗效颇佳。诸药相伍，力并兼行。从而取得定眩、熄鸣、止呕之功效。

慢性泌尿系感染

　　泌尿系感染指尿道、膀胱、肾盂等泌尿系统由于细菌感染而引起的炎症，为临床常见病、多发病之一。慢性泌尿系感染，多由于在急性感染时期未能及时治疗，或因素体正虚，调养失宜，以致余邪留恋而成为慢性炎症。本病常反复发作，缠绵难愈。主要临床表现：尿道刺激症状明显，伴小腹部坠胀或疼痛、腰酸痛乏力等。有的则兼见食欲不振或时而欲呕。由于系慢性炎症，单用西药抗炎等治疗效果不佳。

　　根据本病的临床表现，当属于中医学的"淋证"范畴。祖国医学论淋证有五：膏淋、砂石淋、气淋、劳淋和血淋。慢性泌尿系感染，常遇劳即发，或因外感、气恼等诱发。据此似可归属于五淋中之"劳淋"或"气淋"。若湿热征象明显者，又可称为"湿热淋"。古人认为五淋皆属于热。本病的主要病机是肾虚湿热下注于膀胱。由于人的平素体质不同，临床表现也不尽相同，现结合临床体会，谈谈本病的辨证与治方。

一、辨证分型

　　根据临床观察，本病常见有以下几种证型：

1. 肾虚湿热证

尿频尿急尿灼痛明显，腰酸痛，乏力，舌红苔腻，脉细数。

2. 肾虚肝郁证

除尿频尿痛、腰酸痛等症外，伴有少腹部坠胀或胁下不适等，脉沉弦细，舌暗红而润，苔薄白或薄腻。

3. 阴阳两虚证

除尿频尿道不适、乏力等症外，腰酸痛较明显，时畏寒肢冷，脉沉细，舌暗红而润,舌体胖大。

4. 逆气犯胃证

除尿频尿痛、腰酸及小腹部坠胀等症外,兼见食欲不振、时而欲呕等,脉沉弦或弦细略数,舌苔薄腻。

二、益肾通淋合剂

此法是自拟方剂,经近 20 年来的临床应用,效果满意,大多在用药后症状很快减轻,尿检改善。其药物组成如下:

怀山药 30g,当归 12~15g,赤芍 7~9g,白芍 7~9g,茯苓 15g,滑石 15~20g,萹蓄 15g,蒲公英 30g,青皮 9g,陈皮 9g,甘草 6g。口服 1 剂。症状较甚者可二日内服 3 剂。

湿热证明显者,加连翘 15g,木通 6g;阴阳两虚腰酸痛较甚者,加熟地 24~30g,补骨脂 24g,必要时可再加续断;肾虚肝郁腹部坠胀明显者,可加乌药 9~12g;逆气犯胃纳少欲呕者,加清半夏 12g,焦三仙(焦山楂、焦麦芽、焦神曲)30g。另外,男性患者兼有慢性前列腺炎,少腹及肛门部坠胀疼痛不适者,可加王不留行 15~18g,川牛膝 15~20g,必要时可加少量吴茱萸。

重用怀山药补益脾肾,张锡纯谓,"山药之性,能滋阴又能利湿,能滑润又能收涩,是以能补肺补肾兼补脾胃"。本病肾虚兼有湿热,重用山药甚为合拍;辅以当归、赤芍、白芍养血活血,茯苓、滑石、萹蓄、蒲公英淡渗利湿通淋解毒;佐青皮、陈皮疏肝理气;使以甘草和中。根据以上证型再适当加减,效果当更佳。

三、治案举例

【案1】

孙某,女,44 岁,工人,1974 年 10 月 21 日来诊。患者有慢性泌尿系感染已 2 年余,常反复发作。近 2 个多月来发作较频,尿频、尿痛、尿道有难以名状之不适感,小腹部坠胀,腰痛酸软无力。尿检:蛋白(±~+),白细胞

（+~++），红细胞少许。曾住院治疗月余，用西药抗感染补液等治疗症状不减。尿检亦无明显改善，乃转中医治疗。患者面色萎黄，精神尚可，主症如上述。脉沉细微弦，舌暗红而润，舌体胖，苔根部薄腻。乃久病肾阴阳俱虚，肝气抑郁，湿热毒邪留恋，治以益肾消炎合剂加减。

处方：大熟地 30g，怀山药 30g，补骨脂 12g，当归 15g，赤芍 8g，白芍 8g，茯苓 15g，滑石 15g，萹蓄 15g，蒲公英 30g，青皮 9g，陈皮 9g，台乌药 12g，甘草 6g。日服 1 剂。

患者连服 18 剂，诸症基本消失，尿检三次阴性。后以金匮肾气丸、六味地黄丸缓调以善后。一年后随访，病未复发。

【案 2】

孔某，男，45 岁，干部，1986 年 9 月 13 日来诊。自述患泌尿系感染已一年余，常不断发作。近 2 个月来症状加重；常尿频尿痛，尿道不适感，腰酸痛，少腹部坠胀时痛，牵及两腹股沟及肛门处时痛胀。经某医院检查，诊断为慢性泌尿系感染急性发作、前列腺炎。经用西药治疗两周症状不减，乃转请中医治疗。

患者素体健康，精神尚好，尿检：白细胞（++）（有时可见少量脓细胞），红细胞少许。脉沉弦细，苔滑腻，舌质暗紫边有瘀斑。乃肾虚肝郁，湿瘀交阻于下，治宜益肾疏肝化瘀清化湿热。

处方：怀山药 30g，当归 15g，赤芍 9g，白芍 9g，川牛膝 20g，茯苓 15，滑石 20g，萹蓄 15g，蒲公英 30g，青皮 9g，陈皮 9g，乌药 12g，王不留行 18g，吴茱萸 5g，甘草 6g。5 剂。

二诊：尿频尿痛好转，少腹及肛门坠胀感亦好转。上方续服。患者来门诊 5 次，服中药 22 剂，诸症基本消失。尿检两次阴性。

四、讨论与体会

1. 扶正祛邪兼顾

慢性泌尿系感染同其他慢性炎症一样，均属缠绵难愈之痼疾，其所以病势缠绵、反复发作，主要因为正气已虚，余邪留恋。因此在治疗上必须扶正祛邪兼顾。有关扶正与祛邪的先后主次问题，要依据病情而定。

2. 坚持用药治疗

待症状好转、尿检转阴后，仍需巩固治疗一段时间，以防复发。

3. 搞好治养结合

要劝诫患者做到：避免气恼和过劳（包括节制性生活），慎风寒防止感冒诱发。

慢 性 咽 炎

慢性咽炎为临床常见病之一，多继发于上呼吸道感染之后。每因余热未清，调养失宜，或受其他因素的影响（如饮酒、多食辛辣刺激性食物等），以致热邪留恋而成为慢性炎症。本病病情迁延、反复发作、经久不愈。主要临床表现：咽部常有异物感（如有物梗塞），咽干时疼，胸中窒闷，甚则痛苦莫可名状。检查：咽部充血，咽后壁血管扩张，淋巴滤泡增生，少数患者悬雍垂肥厚增长。由于本病系慢性炎症，单用抗菌消炎等治疗效果不佳。

本病在祖国医学中早有记载，如《金匮要略》中所描述的"咽中如有炙脔"，后世医书所论之"虚火喉痹""郁证""梅核气"等当包括本病在内（亦包括咽部神经官能症）。本病的主要病机，是正气先虚，气郁痰滞，热邪上结于咽。根据这一病机，结合临床实践，在古方半夏厚朴汤的基础上进行加减，自拟"解郁利咽汤"。其药组成如下：

清半夏 9~12g，厚朴 9~12g，茯苓 10~15g，苏梗 12g，石菖蒲 9~12g，薄荷 6g，丹参 15~30g，元参 15g，金果榄 12g，甘草 6g。

咽疼、咽部充血较明显者，加板蓝根 20~30g；胸中窒闷、苔腻、脉沉取有力者，加枳壳 12g，桔梗 9g；舌暗红有瘀斑瘀点、血瘀较明显者，丹参用大量，可再加丹皮 12g；病久伤阴、舌红少苔、脉细弦稍数者，半夏可用小量，以枳壳易厚朴，更加生地 15~20g，麦冬 12g；阴虚火旺者可兼服知柏地黄丸。

方以半夏、厚朴、茯苓、苏梗理气化痰开郁，加石菖蒲、薄荷芳香通窍辛凉宣散，有助于咽部之热邪解除；更加丹参养血活血，元参滋阴降火，金果榄清热利咽，甘草解毒和中。合为解郁化痰清热利咽之剂。根据患者的不同体质、不同兼症再进行适当加减，则效果更佳。

此外，还可用胖大海、麦冬、金银花（或野菊花）、甘草各适量，开水浸泡代茶随意饮之。

【案1】

张某,男,38岁,小学教师,1979年2月6日初诊。患咽炎已半年多,咽干时疼,如有物梗塞。初未注意,咽部症状逐渐加重。近2个月来又增胸中窒闷。经医院检查,诊为慢性咽炎。咽部充血较明显,舌暗红而润,苔根中薄腻,脉沉弦细。辨证为气郁痰滞,热邪上结于咽,予解郁利咽汤加味。

处方:清半夏12g,厚朴12g,茯苓15g,苏梗12g,石菖蒲12g,薄荷6g,丹参20g,元参15g,金果榄12g,板蓝根30g,枳壳12g,桔梗9g,甘草7g。4剂。日服1剂。

另用胖大海40g,麦冬30g,银花30g,甘草10g,分多次泡水代茶随意饮之。

二诊:服上方后,自觉咽堵咽痛、胸中窒闷好转。嘱以原方续服,15剂。结合泡水代茶方治疗1个月,诸症消失。随访二年病未复发。

【案2】

宣某,女,30岁,干部,1986年2月25日初诊。患者患慢性咽炎已2年,常反复发作。近1个多月来咽部如有物堵塞,咽干时痛,胸部窒闷明显。曾用各种药物治疗不效。检查:咽部充血较明显,咽后壁淋巴滤泡增生较多,舌暗红而润,舌尖边瘀点,苔根中薄腻,脉细弦两寸微滑。乃气郁血瘀、热邪上结于咽,治宜理气化瘀清热利咽,予解郁利咽汤加减。

处方:清半夏10g,厚朴10g,茯苓15g,苏梗12g,石菖蒲10g,薄荷6g,丹参30g,丹皮12g,金果榄12g,山豆根9g,桔梗9g,甘草6g。日服1剂,并用泡水代茶方频频饮之。

患者连服10剂,自觉症状消失。后因家事气恼,病再复发,再与上方加减,症状又好转。先后来门诊5次,服药20余剂,结合泡水代茶方治疗1个月,诸症消失。半年多来病未复发。

按:按本病系慢性炎症,难求速效,必医患密切配合,方可取得好的效果。因此应告诫患者注意以下几点:①坚持用药治疗,一般需2~3个疗程(10日为1个疗程);②严禁饮酒及辛辣刺激性食物;③避免气恼和防止感冒;④讲演谈话宜少。如能做好以上各点,有可能获得根本治愈。

自拟口疮效方治疗复发性口腔溃疡

复发性口腔溃疡为临床常见病之一。本病常反复发作，缠绵难愈，祖国医学称此为"口疮"。究其病因病机，当与心脾功能失调有关。《素问·至真要大论》云："诸痛痒疮，皆属于心。"《寿世保元·口舌》云："口疮者，脾气凝滞，加之风热而然也。"本病患者多有胃脾阴虚、健运功能失司、心火炎上等临床表现，因此在治法上宜着眼于和胃养阴、清化湿热。笔者临床治疗此病证，常以平胃散、凉膈散二方加减化裁。自拟"口疮效方"，并结合加味冰硼散外敷，临床诊治多例，收效较佳。

一、基本方药

（一）内服方

苍术 9~12g，厚朴 9~12g，枳壳 9~12g，怀山药 15~20g，薏苡仁 20~30g，栀子 7~9g，薄荷 6g，连翘 9~12g，大黄炭 3~4g，黄连 3~5g，甘草 5~6g。

阴虚湿热较明显者，减苍术，酌加石斛；舌质暗红尖边有瘀点者，加丹参、丹皮；大便秘结者，大黄炭易生大黄；脾虚便溏者，山药用大量，再酌加白术，减栀子。

（二）外用方

冰片 2g，硼砂 9g，朱砂 4.5g，青黛 4.5g，柿霜 4.5g（本药短缺亦可不用）。

共研极细末，以苇管吹患处，日 2~3 次。

二、治案举例

【案1】

张某,男,12岁,学生,1984年8月20日初诊。其母代诉:患儿病口疮反复发作已一年半。平素体弱,食欲较差,一年当中约有4~5个月,因口疮疼痛不能饮食,不能到学校学习。曾去某医院口腔科检查,诊为复发性口腔溃疡。经多方治疗效果不佳。诊患者面色萎黄,精神尚可,下唇及舌尖两侧有椭圆形溃疡3个,如绿豆粒大小。苔薄白而润,舌尖边红,脉细微弦略数。据云,平素大便时溏。血、尿常规检查无异常。

此乃中阳失健,气机升降失常,湿热中阻,心火炎上而病口疮。治宜运脾和胃清化湿热,予口疮效方加减。

处方:苍术9g,白术9g,厚朴9g,枳壳9g,怀山药18g,薏苡仁20g,川黄连3g,薄荷5g,连翘9g,大黄炭3g,甘草5g。4剂。日服1剂。

二诊:服药后饮食增多。口疮疼痛亦轻,其母甚喜。嘱按原方续服3剂。另配制加味冰硼散外敷之,日2~3次。

三诊:唇内及舌边溃疡明显缩小,已无疼痛,饮食增,精神佳。为服药方便,原方加两倍量,制成粗末散剂,每服20g,纱布包煎,日服1~2次。缓调以巩固之。5个月后告知:患儿口疮未复发。

【案2】

刘某,男,66岁,干部,1987年7月12日初诊。主诉:口疮反复发作已二年余,近20多天加重。两年来,唇内及舌边常发生小的溃疡,1~2个月发作一次,经某医院检查,诊为复发性口腔溃疡。经用西药治疗效不佳。此次发作较甚,经久不愈,疼痛明显,碍于饮食及睡眠,伴有便秘、心烦等症。

余诊:患者形体丰腴,精神尚可,下唇内及舌两侧有小椭圆形溃疡共4个,舌暗红而润,舌根中薄黄腻,脉弦细略数。其他化验检查均未见异常。其病机为胃脾阴虚,湿浊内蕴,气机升降失司,心火炎上而病口疮。治宜养阴和胃化湿清热。

处方：川厚朴 12g，枳壳 12g，生山药 15g，薏苡仁 30g，栀子 9g，连翘 12g，薄荷 6g，大黄 5g，川黄连 4g，丹参 20g，丹皮 12g，甘草 6g。4 剂，日服 1 剂。

另制加味冰硼散，苇管吹患处，日 3 次。

二诊：疼痛减轻，心烦及睡眠均有好转，大便已不秘结，舌根中腻苔已渐退。上方减大黄，易大黄炭 4g，续服 4 剂。

三诊：口腔内溃疡已接近愈合，疼痛消失，饮食增多。除继用加味冰硼散外敷外，上方加两倍量，制成粗末散剂，每服 30g，纱布包煎，日服 1 剂，缓调以巩固之。3 个月后随访，患者口疮未复发。

三、讨论与体会

上二例口疮患者皆病程较长，发作较频，皆以自拟口疮效方加减而获效。案 1 素体较弱，食欲不好，方以平胃散合凉膈散加减化裁，在运脾和胃化湿清热的基础上，加怀山药、薏苡仁甘淡以养脾胃之阴，兼用加味冰硼散外敷，内外兼调，俾中阳健运、湿热解除而口疮可愈。待病情缓解，再以粗末散剂缓调，是为善后巩固之治。案 2 形体丰腴，痰热较盛，故行气化湿清热药用量较大，同时更加丹参、丹皮以化瘀清热凉血，药证相合，故收效甚捷。

若使本病少发作或不再复发，除用药物治疗善后调理以巩固疗效外，还应告诫患者，平时应注意饮食调节，以养胃气。可望口疮不再发。

大黄与临床

大黄苦寒沉降，入血分，效能通腑泻热消积，降胃气，化瘀止血。因能推陈致新，如定祸乱以致太平，故号称"将军"。少量应用或炒炭存性应用，亦为逐瘀健胃之妙药。

一、用于慢性胃炎

慢性胃炎患者多虚中夹瘀，或湿瘀交阻于中。胃以通降为顺。大黄功擅降胃通腑，炒炭存性其泻下之力已缓，而化瘀和胃之功仍存。笔者体会，慢性胃病除辨证为脾胃虚寒者外，其他各证型皆可于相应的处方中少加大黄炭以祛瘀。笔者的用法是：辨证为肝胃不和或湿瘀交阻者，每用大黄炭 3~5g，常和丹参饮(丹参、砂仁、檀香)、二陈汤、左金丸等伍用；或和解肝煎(厚朴、半夏、陈皮、茯苓、砂仁，苏叶、赤芍、甘草)配伍应用。若辨证为胃阴不足者，大黄炭用量宜小，一般为 2~3g，常和生地、当归、白芍、石斛、太子参、枳壳、乌梅、甘草等配伍应用，取其化瘀降胃则补药得力。曾治两例慢性萎缩性胃炎患者，一辨证为肝胃不和兼湿瘀交阻，一为胃阴不足，均于相应的处方中加大黄炭。经治疗，不仅自觉症状明显改善，且纤维胃镜检查，原胃窦部萎缩炎症消失。

二、用于血证

应用大黄、黄连、黄芩(三黄泻心汤)治吐衄血证，倡自汉代的张仲景，后世医家多宗之。清代唐容川著《血证论》，把三黄泻心汤列为血证诸方之首。谓本方"得力在大黄一味，逆折而下，破瘀逐陈，使不为患"。近年来，大量的临床和实验研究证明，大黄不仅有抗菌消炎的作用，同时也是祛瘀止血之良药，现已广泛应用于上消化道出血及肺病咯血。治疗吐衄、便血属于热实者，用生大黄，以增强清热祛瘀降气止血之力；若辨证偏于寒虚者，大黄炭同党参、白术、炮姜、附子、白芍、甘草、伏龙肝等伍用，一则在益气温阳止血药中少加苦寒通瘀之品，以防辛温药太过伤阴，二则寒温并用，和调气血，俾阳复瘀除有助于病体的早日恢复。治疗肺病咯血(包括支气管扩张咯血及肺结核咯血)，常以大黄炭与地黄、白芍、北沙参、麦冬、五味子、茜草根、侧柏叶等伍用，滋阴化瘀清热止血，俾气阴复、瘀热解而咯血可止。

三、用于复发性口疮

本病常反复发作，疼痛较甚，碍于饮食，患者深感痛苦。检查：舌边及唇内有椭圆形小的溃疡，少则 1~2 个，多则 3~4 个。舌质多偏红，脉弦细略数。根据祖国医学理论，唇为脾窍，舌为心苗，本病的发病机制与脾胃阴虚、湿热中阻、心火炎上有关，取内外兼治之法。内服药常以凉膈散、平胃散加减化裁。药用：大黄炭、枳壳、厚朴、焦栀子、连翘、黄连、薄荷、生山药、薏苡仁、石斛、甘草等，日服 1 剂。外用加味冰硼散：冰片 2g，硼砂 9g，朱砂 4.5g，青黛 4.5g，柿霜 4.5g(如无柿霜用以上四味亦可)。共研极细末，以苇管吹患处，日 2~3 次。一般在用药后 2~3 天症状可很快减轻，口腔溃疡即逐渐愈合，是大黄之功也。

四、用于慢性菌痢

本病多因急性期治疗不彻底，或因素体正虚，加之其他因素的影响，而为慢性痢疾。临床常见有三型，即"慢性隐伏型""慢性迁延型""慢性型急性发作"。慢性型急性发作者，相当于中医学的"休息痢"，症见腹部隐痛腹胀，大便重坠不爽，脉细弦，舌苔薄腻者，常用温通导滞法。以大黄同附子、干姜、白芍、当归、黄连、木香、厚朴、薏苡仁、甘草等佐用。取大黄清热化瘀导滞之力。

【案】

陈某,男,32岁,工人。因泻痢2个月余,多方治疗不效。主症为腹部隐痛腹胀,腹泻日3~4次,甚则5~6次。常欲登厕,肛门重坠明显(有时腹泻与便秘交替出现)。粪检:有脓细胞及少量红细胞。脉弦细,苔薄腻,舌暗而润。治以温通导滞法。

处方:大黄6g,附子4g,干姜5g,白芍20g,当归15g,黄连5g,木香10g,厚朴12g,茯苓15g,薏苡仁30g,甘草5g。服药3剂后,症状明显减轻,续服药6剂,病愈。

五、用于急腹症

急腹症之急性阑尾炎、急性胰腺炎、胆石症和不完全性肠梗阻等,常以大黄为主药组方治疗,可取得较好疗效。

六、用于真性红细胞增多症

真性红细胞增多症是一种原因不明的、慢性进行性造血系统疾病。本病多有血瘀及出血的症状(皮肤和黏膜红紫、鼻衄、齿衄及肝脾大等),常采用活血化瘀法为主治疗。临床治疗此病,常用大黄炭同丹参、赤芍、白芍、茜草根、三七根、青黛等配伍应用。通过6~7例患者的临床观察,效果尚好。

七、用于肾炎尿毒症

尿毒症是慢性肾病晚期的严重综合征。近年来,应用大黄治疗本病证已屡见报道。取大黄降胃通腑、化瘀泻浊,有助于浊邪的排泄。临床亦常用之,以大黄同附子、半夏、茯苓、泽泻、党参、丹参、陈皮、厚朴、生姜等伍用,是为降逆化瘀泻浊同益气温阳相合,对于呕逆频作、脘腹满胀者,每能改善症状,缓解病情。待恶心呕吐等症好转,浮肿消退,病情稳定后,亦可于大剂的益气化瘀补肾药中,少加大黄。附子扶正为主,祛瘀温通为佐,从而使补药得力,有助于体内浊邪的排泄,正气的恢复。

血栓闭塞性脉管炎临床证治体会

一、辨证与治法

根据临床观察，个人认为，本病可分为"偏寒""偏热"两大证型。在偏寒型中，以寒凝血瘀为多见（多兼肾气亏虚）；在偏热型中，以湿热血瘀为多见（有的表现为热毒炽盛，有的兼气阴两虚）。无论偏寒或偏热，都应着眼于"瘀"和"毒"两个字。在治法上，应以解毒通络为总的指导原则。我在临床中，常用下面两个基本处方随证加减：

（一）消炎通脉合剂（临床经验方）

此方是治疗本病的基本方，无论属何种证型皆可加减与之，特别是辨证为湿热血瘀或毒热炽盛者更为适宜。

组成：金银花（或银花藤）45~60g，元参24~30g，当归24~30g，赤芍12~15g，川芎10g，桃仁12g，红花12g，牛膝15~20g，防己10~12g，络石藤（或青风藤）15~20g，川乌（或附子）5~9g，甘草12g。日服1剂。

加减：毒热炽盛者加连翘、蒲公英，减川乌；疼痛难忍者加元胡、乳香、没药，或酌加土鳖虫、水蛭；偏湿者（舌苔厚腻）加土茯苓、生薏苡仁，下肢（足）冷甚者加黄芪、熟地，附子用大量；偏阴虚者加石斛、生地；偏气虚者加黄芪、人参；久病体虚创面久不愈合者加黄芪、党参、白术、薏苡仁，减防己；病在上肢者，减牛膝，加桂枝。

方义：本方重用银花解毒，合当归、赤芍、川芎、桃仁、红花活血化瘀，牛膝益肝肾活血通经，防己、络石藤、川乌祛风湿通阳活络止痛，元参、甘草滋阴降火解毒和中。

【案】

冉某,男,37岁,农民,1971年2月22日初诊。

主诉:右足趾剧痛3个多月,蹈趾、次趾溃破坏死已1个多月。

1970年10月初,即感右下肢冷麻,酸困,不能远行,以后足趾疼痛,常于夜间痛醒,近3个月来疼痛加剧,彻夜不能入寐(只能白天稍睡1~2小时),自觉口干、烦躁、食欲不振。某医院曾动员截趾,因家属拒绝,乃来本院治疗。既往,有涉水受冻史。

检查:右足蹈趾色紫黑,第一节已溃烂,骨质变黑,次趾干黑坏死,味奇臭,足背(趺阳)、足眼(太溪)动脉均摸不到,腘动脉极微弱。寸口脉数略滑,舌质深红,苔滞黄腻而燥。面黄少华,表情苦闷。

诊断:血栓闭塞性脉管炎(毒热型,进行期)。

此属"脱疽",乃由寒湿侵袭,伤及脉络,血瘀气郁,久而化热,毒火猖狂,以致肉烂筋腐。治以解毒清热活血化瘀为主,佐以养阴。方以消炎通脉合剂加减治之。

处方:金银花60g,元参30g,石斛30g,当归30g,赤芍15g,桃仁12g,红花10g,乳香15g,没药15g,牛膝15g,防己12g,薏苡仁30g,元胡12g,连翘24g,甘草1g。日服1剂。

二诊:按原方服12剂,疼痛较前轻,夜能少睡,精神较前好,舌苔薄黄已不燥。上方减防己,续服。外用"甘石乳没膏"(方附后)敷患处。

三诊:服上方18剂,静止痛基本消失,饮食增加,舌转红润,创面周围色较前红活。原方减连翘、元胡,加黄芪30g,此后以上方为主,每日1剂。至4月下旬,坏死腐骨已逐渐脱落。新鲜肉芽渐生长。至6月上旬,创面完全愈合。共来门诊8次,服中药100余剂。间服毛披树根(毛冬青)9千克。1976年随访。患者几年来未复发,每天参加轻体力劳动。

(二)加减独活寄生汤

适用于一二期脉管炎,辨证属偏寒型,脉沉细弦,舌苔白滑者。

组成:独活9g,桑寄生20~30g,桂枝2~12g,青风藤15~20g,熟地20~30g,当归20~30g,鸡血藤30g,川芎9g,赤芍12g,红花9g,牛膝15g,茯苓12g,附子6~9g,甘草9g。日服1剂。久病体虚者加黄芪;虚寒明显者减桂枝易肉桂;瘀结不通明显者,可酌加乳香、没药、土鳖虫。根据病情变化,此方有时可与消炎通脉合剂交替服用。

方义:本方在独活寄生汤的基础上加重了活血温通之品,重点在于益肝肾温阳活血通络,其着眼点仍在于"通瘀"。

【案】

胡某,女,40岁,工人,1975年10月4日初诊。

主诉:右下肢冷麻酸困已一年,踇趾及足掌部疼痛2个多月。患者发育营养一般,精神尚可。

检查:足背(趺阳)、足蹠(太溪)动脉摸不到,触之凉甚(两足温度相差甚大),足趾肤色暗红,趾甲变厚。行路百余步即感右下肢酸困甚,足掌部抽疼。寸口脉沉细弦重取无力,舌苔薄白,质暗红而润。诊断:血栓闭塞性脉管炎(寒凝血瘀型)。

肾气素虚,风寒湿邪侵袭,脉络瘀阻而为痹痛。治宜祛风湿益肾温经活血通络,方以独活寄生汤加减。

处方:独活9g,桑寄生30g,桂枝12g,青风藤30g,熟地30g,当归24g,鸡血藤30g,川芎9g,牛膝15g,茯苓12g,附子9g,甘草9g。日服1剂。

患者服上方10剂后,足趾冷麻疼痛较前好转。此后以上方为基础,随证加减,更加入土鳖虫、黄芪,服药60余剂,右下肢已不感酸困,步行数里无劳累,足趾冷麻疼痛基本消失。检查:足背动脉搏动较前有力,两足温度基本相等,恢复了正常工作。

二、讨论与体会

(一)关于辨证分型

证型的偏寒或偏热,因人的不同体质而异,素体阳盛或脏腑积热,虽有寒湿外邪,发病后很快化为热证,因此,治疗方药应随人的不同体质而变。本病的主要临床表现是血行瘀阻,"不通则痛"。因此,通瘀活络为主的治法就成为总的治疗原则。上面介绍的两个基本方——"消炎通脉合剂"和"加减独活寄生汤",都贯穿着以通为用的原则。笔者认为,治疗某些慢性疾病,在摸清规律的前提下,拟定一些基本方是必要的,这样便于掌握和总结。但是也应看到,由于病程有新久,个体有差异,在运用有效成方时，也要防止一成不变的搬用。

（二）关于止痛问题

剧烈疼痛是本病突出的症状之一。造成疼痛的原因，一方面是由于血管的痉挛和栓塞，造成了组织的缺血触氧；另一方面，感染和异物刺激也加重了疼痛。有些患者，经常用强烈镇痛药（哌替啶等），却不能奏效。根据祖国医学"不通则痛"的理论，在运用通瘀解毒活络这一治法的基础上，根据病情，参以大剂养阴或益气温通，一般在服十几剂药后，疼痛即开始缓解。由此可见，血栓闭塞性脉管炎的疼痛并不是孤立的，而是脏腑内阴阳气血失调的反映。

（三）关于外用药问题

创口破溃后，不宜用带有腐蚀性或刺激性药物，以免加重疼痛，扩大创面。由于本病属于全身性疾病，创面久不愈合主要与血运不好有关，因此在治疗上应以内服药为主，配合外用药时，最好选用解毒活血、保护创面而不带有刺激性者。通过内服药的有效治疗，待血运改善，气血调和后，创面自会愈合。

（四）关于清除死骨问题

骨质坏死后应该尽快清除掉，死骨不除创面也不易愈合。但是清除死骨也要掌握适当的时间，一般是死骨与好的组织界限已经清楚，在这时候手术剔除为好。否则会造成术后黑气漫延，加重病情。

（五）注意事项

注意患肢保温，避免创伤，禁止吸烟，同时要解除患者的疑惧心理，保持精神上的舒畅，调动内在抗病能力，医患密切合作，这对于促进病情的好转与体质的恢复，将起到一定作用。

（六）关于复发问题

本组 40 例患者中，有 21 例为晚期（坏死期）患者，其中有 9 例治愈后在 3~5 年内复发。根据临床观察，复发的原因可能有二：①服药治疗不够彻底，没有进一步巩固；②患肢保护不好，过劳或纵欲等造成了复发。因此，在病情治疗好转以后，继续用药巩固，避免过劳，节制色欲。注意保护患肢，这对于复发可能会起到一定作用。

附：甘石乳没膏（个人经验方）

组成：制炉干石粉30g，乳香9g，没药9g，轻粉3g，麝香1g，冰片1.5g。

制法与用法：乳香、没药去油另研细，合入其他五味，共研极细末，用凡士林适量调成软膏（或以熟香油调药），敷患处，二日换药一次，适用于创面久未收口，分泌物较多或紫黑水者。

逍遥散在妇科疾病中的应用

逍遥散为疏肝理脾之常用方,临床应用较广,方由柴胡、当归、白芍、白术、茯苓、甘草、薄荷、煨姜等组成。本方加丹皮、栀子,名"丹栀逍遥散",主治气郁血虚兼发热者;加生地(或熟地)名为"黑逍遥散"(《医略六书·女科要旨》),适用于肝气抑郁而血虚较甚者。

余临床治疗妇科疾病,凡辨证属于气郁血虚、肝脾失调而致者,常以逍遥散为基础方随证加减,甚为应手。试举临床治案几则,略谈本方在妇科方面的运用。

一、月经先期伴腹泻白带多

【案】

张某,女,21岁,1975年7月22日初诊。患者月经不调已半年余,月经常十余日一行,血色暗紫如豆汁,或带黄浑浊,每次经前伴低热,食欲不振,脘腹满胀,时而欲呕。平时白带量多,大便日3~4次。发育一般,神色尚可。脉弦细略数,苔薄黄腻,舌质暗红。乃肝郁脾虚,湿浊中阻,郁久化热,冲任失调,治宜疏肝健脾安冲止带。

处方:柴胡9g,当归12g,赤芍9g,白芍9g,白术15g,茯苓15g,山药30g,海螵蛸15g,茜草9g,黄连4.5g,半夏9g,佛手9g,甘草6g。4剂。煎服,一日1剂。

二诊:服药后白带较前少,脘腹满胀亦轻,大便改为日2次,饮食较前增多。药已对证,毋另更张,嘱按原方续服药,连服中药15剂,自觉症状基本消失,月经已正常。随访半年,患者一切甚好。

按：上方为逍遥散、清带汤、二陈汤三方化裁而成。方以柴胡疏肝解郁，归、芍养血和营，白术、茯苓健脾渗湿，在此基础上加大白术、茯苓用量，更加大剂的山药以助之，增强补益脾肾涩精止带之功。柴胡合佛手，理气解郁兼和胃；柴胡、半夏、佛手相合，则镇逆和中兼止呕；少加黄连与归、芍、术、苓相伍，一可解久郁化生之热，热解可不再迫血妄行；二则冀其清热燥湿以止泻。海螵蛸、茜草《内经》名四乌鲗骨一茹芦丸。丸以雀卵，鲍鱼汤下，治伤肝之病，时时前后血。张锡纯在《医学衷中参西录》中，治疗崩漏带下诸方皆用之，并极赞其调经止带之功效。余临床每喜用之，效果确实甚佳。

二、月经先后无定期、伴经期腹痛、头痛欲呕

【案】

王某，女，28岁，干部，1975年9月18日就诊。自述月经先后无定期已一年多（周期20天或50天），经期腹痛伴头痛欲呕，食欲不振。患者面色萎黄，精神尚可，脉沉细弦，苔白厚腻，舌暗红而润。乃肾脾两虚，肝气抑郁，湿邪中阻，胃失和降，治以疏肝养血降逆祛湿和胃。

处方：柴胡9g，香附15g，当归12g，白芍9g，白术9g，土茯苓30g，吴茱萸4.5g，半夏12g，元胡9g，川芎9g，黄芩9g，薄荷4.5g，甘草4.5g。4剂。

二诊：腹已不痛，头痛欲呕好转。上方减黄芩，加巴戟肉12g，续服5剂。嘱其下次月经前照方再服5剂。此后经期逐渐正常，痛经及头痛欲呕等症消失。

按：月经先后无定期属肝郁肾虚者较多。本例患者，不仅肝郁肾虚，且湿邪中阻，浊阴上逆扰及清窍，故兼有头痛欲呕等症。上方在逍遥散疏肝养血健脾的基础上，减茯苓易大剂土茯苓，增强解毒祛湿的功能；更加吴茱萸、半夏以疏肝降逆止呕；元胡、川芎理气活血止痛；加黄芩一味，与吴茱萸、半夏相伍，取辛开苦降之意。后减黄芩加巴戟肉，增强了补肾的功用。

三、崩漏

《医宗金鉴·妇科心法要诀》云："妇人经行之后，淋漓不断名曰经漏；经血忽然大下，名曰经崩"。崩和漏细分为二，实为一证。如《济生方》云："崩漏之疾，本属一证，轻者谓之漏下，甚者谓之崩中"。

【案1】

徐某，女，41 岁，医生，1979 年 10 月初就诊。自述月经淋漓不断已近 1 个月。本月 6 日突然下血量多，色暗有块，小腹部时痛胀，块下痛减。妇科检查诊为功能性子宫出血。患者面色萎黄少华，脉沉弦略数，苔薄黄，舌红有瘀点。乃肝气久郁化热，气郁血瘀，血不归经，治宜疏肝清热化瘀活血，仿丹栀逍遥散化裁。

处方：柴胡 9g，香附 15g，当归 12g，赤芍 10g，白芍 10g，丹皮 12g，焦栀子 9g，白术 17g，茯苓 12g，海螵蛸 15g，茜草 10g，血见愁 15g，甘草 6g。3 剂，煎服。

二诊：下血已明显诚少，小腹痛胀轻。上方加生牡蛎 30g，续服 3 剂，病愈。

【案2】

李某，女，32 岁，部队家属，1973 年 10 月 9 日初诊。半年来月经先后无定期。20 日前因气恼月经突然大下，曾用西药止血，俟后即淋漓不断。血色正常，伴胸胁不适，少腹部时有隐痛，腰酸痛无力。患者形体瘦弱，精神尚可，脉细弦而缓，舌暗红而润。证属脾肾两虚，肝气抑郁，伤及冲任而致崩漏，治以疏肝益肾安冲止血。

处方：柴胡 6g，香附 12g，当归 12g，白芍 12g，白术 15g，茯苓 12g，生地 15g，熟地 15g，川续断 15g，海螵蛸 15g，茜草 9g，蒲黄炭 9g，甘草 6g。4 剂。

二诊：服药后下血已止，少腹隐痛消失，食欲仍较差。原方加炒谷芽 18g，续服 4 剂。

三诊：下血已愈，饮食较前增多，唯仍感腰酸乏力，上方减海螵蛸、茜草，加桑寄生 30g，黄芪 20g，嘱再服 4~5 剂以巩固之。此后月经正常。

按：以上两例皆为崩漏，均以逍遥散加减而获效。所不同的是，前者属于气滞血瘀，郁而化热，治以丹栀逍遥散加味，在加用香附助柴胡疏肝解郁的同时，更加海螵蛸、茜草、血见愁，调冲任化瘀清热以止血，俾郁热清，气血调，而崩漏可止；后者乃由于肾虚肝郁伤及冲任，治以"黑逍遥散"加味，在加用香附理气解郁的基础上，重用二地黄、川续断以补益肝肾，海螵蛸、茜草、蒲黄炭调冲化瘀止血。待下血已止，更加黄芪、桑寄生以扶正固本，是为澄源复旧之治。

四、带下

【案】

刘某，女，30岁，教师，1975年12月20日初诊。自述白带量多，时杂黄色，腰酸痛乏力，脘腹满胀不适，食欲不好。妇科检查，未发现异常。患者面色萎黄，精神倦怠，脉弦细略数，舌苔薄腻微黄，舌质红，舌体稍胖。证属肝郁脾虚、湿邪伤及带脉，为郁久化热之象，治宜疏肝健脾清热涩精止带。

处方：柴胡6g，陈皮9g，白芍12g，当归12g，白术18g，山药30g，芡实30g，黄柏9g，牡蛎30g，茯苓12g，甘草6g。4剂。

二诊：带下较前减少，脘腹满胀亦轻。仍感腰酸痛，上方加川续断15g，续服5剂。

三诊：带下消失，腰酸痛亦明显减轻。饮食较前增多。续服4剂以巩固之。

按：上方为逍遥散合易黄汤化裁而成。方以柴胡、陈皮疏肝解郁，当归、白芍养血和营；重用白术、山药、芡实补脾益肾涩精止带；黄柏、牡蛎清湿热收涩止带；茯苓、甘草祛湿健脾和中。药证合拍，故服药十余剂而病愈。

五、闭经

【案】

韩某，女，22岁，1976年9月3日来院就诊。自述闭经已半年。现腰酸,小腹部时隐痛,胸胁满胀不适,脉沉弦而缓,舌暗红而润,苔薄腻。诊为气滞血瘀闭经,治宜疏肝解郁养血活血通经,方以逍遥散合桃红四物汤化裁。

处方:柴胡9g,香附15g,当归15g,赤芍12g,川芎9g,桃仁12g,红花9g,益母草21g,白术9g,茯苓12g,生山楂12片,生姜5片。4剂。

二诊:服上药后腹部隐痛较前轻,胸胁较前舒适。原方续服3剂,

三诊:服上药6剂后来月经,色较黑,血量较多。其他无不适。原方减桃仁、红花,益母草改为15g,加川续断15g,续服4剂。此后月经正常。

调经种子汤

调经种子汤原名调经种玉汤，载于《济阴纲目·求子》，方由熟地、当归、川芎、白芍、丹皮、香附、陈皮、元胡、吴茱萸、茯苓、生姜等组成。要求在经行之日开始服，每日1剂，连服4剂。如未受孕，俟下次月经来时再服4剂。方下注云："凡妇人无子，多因七情所伤，致使血衰气盛，经水不调，或前或后，或多或少，或色淡如水，或紫如血块，或崩漏带下，或肚腹疼痛，或子宫虚冷、不能受冷，宜此药，效可通神。"此方为四物汤加味而成，以熟地、当归、川芎、白芍益阴养血活血，丹皮泻血中伏火，香附利三焦解六郁，行血中之气，陈皮利脾肺之气，元胡活血行气止痛，吴茱萸温肝燥脾，除湿下气解郁，茯苓淡渗利湿而益心脾。本方寒热并用，扶正祛邪兼顾，而以养血活血为主。临床用于妇女经血不调、久不受孕，男女双方又排除其他不孕因素者，当属有效良方。

一、临床运用

笔者临床40年来，凡遇妇女经血不调、久不受孕，每次以上方为基础，随证加减，并于原方加紫石英一味，效果较为满意。考紫石英甘平性温，入心肝血分，功能调冲任，重镇温暖下焦。《神农本草经》谓其主"女子风寒在子宫，十年无子"。经临床验证，妇女久不受孕，于相应处方中加入此味，可增强温冲促孕之功效。

基本方：熟地（或生地、熟地并用）15~20g，当归12~20g，川芎7~12g，白芍12g，丹皮12g，香附12~18g，陈皮10g，元胡12g，吴茱萸6~9g，茯苓12g，紫石英24g，生姜3片。每日1剂，经期连服4剂。

加减：月经后期，量少，腰酸痛，腹部时痛胀，脉沉弦细，舌苔滑润者，当归、川芎、香附、吴茱萸用大量,并可再适当加入肉桂、艾叶、续断之属;月经先期量较多,脉弦稍数,舌质偏红者,可减川芎,当归、吴茱萸用小量,减熟地易生地,再酌加女贞子、旱莲草、黄芩;痛经明显者,上方加藁本9g,并宜在经前3~5日服;若带下量多,腰酸痛明显者,可先服止带方药,待带下好转后再服用本方。

二、治案举例

【案1】

张某,女,26岁,工人,1977年4月6日初诊。患者婚后4年不孕,月经先后无定期,量较少、色暗,经期腹痛,腰酸痛,平时小腹部有冷胀感,饮食及二便正常。妇科检查:子宫后位。其爱人查精液无异常。诊脉沉弦细,舌暗红而润。辨证为肾虚肝郁,冲任失调,寒湿著于下焦。拟调经种子汤加减。

处方:熟地20g,当归20g,川芎12g,白芍12g,丹皮12g,香附18g,陈皮10g,元胡12g,吴茱萸9g,肉桂6g,茯苓12g,紫石英24g,藁本9g,生姜3片。月经前3~5日服,连服4剂,服后痛经减轻。月经来后减藁本,加续断12g,续服3~4剂。平时服女金丹,每日1~2丸。至下次月经前及经期,再照服前方。患者连服2个月经周期,痛经及小腹冷胀消失,后怀孕,足月产一女婴。

【案2】

翟某,女,32岁,农民,1972年2月16日初诊。患者继发不孕已6年。6年前生一女婴,产后一周内死亡,此后未再怀孕。月经常后期,量少色暗,平时白带多,腰酸痛乏力。脉沉细弦,两尺弱。辨证为脾肾不足,子宫虚冷,带脉失约。先予完带汤加减,连服8剂,带下好转。改服女金丹,每日早、晚各一丸;同时为处调经种子汤方(原方加肉桂、艾叶各6g,续断12g),嘱月经期连服4剂。月经过后仍服女金丹;至下次经期再服调经种子汤。3个月后怀孕,足月产一男婴。

【案3】

王某,女,29岁,农民,1986年4月5日初诊。患者婚后6年不孕。月经常先期,量多且久,8~9日方净,自觉腰膝酸软乏力,时头晕。妇科检查:子宫未见异常。其爱人查精液在正常范围。诊脉虚弦略数,舌红润。辨证为肝肾不足,肝阳偏旺,冲任失调。先予张锡纯安冲汤,连服6剂。继服乌鸡白凤丸,每日1~2丸。经期服调经种子汤。

处方:生地12g,熟地12g,当归12g,白芍12g,川芎6g,丹皮12g,香附12g,陈皮10g,吴茱萸6g,续断12g,女贞子15g,旱莲草15g,茯苓12g,紫石英25g,生姜3片。月经来时每日服1剂,连服4剂。本次月经量较前少5日即止。月经过后续服乌鸡白凤丸,每日服1丸。至下次经期再服加减调经种子汤4剂。此后月经基本正常。3个月后怀孕,足月产一男婴。

医案选粹

高热治案6例

【案1】多发性骨髓炎高热久不退案

李某，男，12岁，学生，于1983年2月入本院骨外科。患者50天前因外伤引起右上肢及两下肢肿痛、高热，经当地医院治疗月余，热不退。入院后，经各种检查，确诊为多发性骨髓炎。进行两下肢及右上肢三处切开引流；用各种抗生素及补液等治疗两周，高热仍不退，乃请中医科会诊。

患者面色㿠白（血红蛋白75g/L），高热，下午尤甚，体温39℃以上，夜睡盗汗，不思饮食，舌暗红、质胖嫩，脉细弦数。乃病久气阴两伤，毒热留恋，正虚邪实之重症，治宜益气养阴、解毒清热活血。

处方：生地24g，石斛20g，生黄芪20g，太子参15g，生白芍15g，粉丹皮12g，全当归12g，生牡蛎30g，败酱草30g，蒲公英30g，乳香5g，没药5g，广陈皮10g，甘草6g。4剂。

二诊：服后，下午高热渐退（37.8~38℃），盗汗大减，饮食较增。上方续服3剂。

三诊：盗汗已止，精神较好，饮食大增。下午体温仍在37.7℃左右。上方生牡蛎、生地、黄芪各改为30g，更加地骨皮15g、银柴胡12g，续服。此后体温逐渐下降至正常。共服药40余剂，最后病愈出院。

按：本例高热40余天，曾用西药及各种治法治疗，热不退，且形瘦神疲，不思饮食，病情甚重。根据辨证，为病久气阴耗伤，正虚邪实，治宜扶正祛邪兼顾。原方以大剂参、芪益气，地、芍、石斛养阴，败酱、蒲公英、丹皮、当归等解毒清热活血，俾正胜邪却而病可愈。

【案2】发热腹胀案

李某,男,42岁,工人。因发热腹胀满,四日不大便,于1975年10月急诊入本院内科。入院前检查:白细胞总数 $15×10^9$/L,中性粒细胞0.84。体温38.7℃。初诊为①发热腹胀待查;②胃扩张。入院后请外科会诊,已排除肠梗阻,用西药抗感染、缓泻等治疗三日,发热、腹胀等症不减,乃请中医会诊。患者素体健壮,精神尚可,腹胀满甚,便秘,发热,纳呆,舌质红、苔薄腻微黄,脉弦数略滑。乃外邪入里,内结阳明气分。先予理气除胀清热通便法,仿复方大承气汤加减。

处方:川厚朴12g,丹皮12g,枳壳12g,大黄(后下)12g,芒硝(后下)6g,广木香9g,赤芍15g,莱菔子24g,蒲公英30g。1剂。

二诊:药后解大便二次,腹胀满稍轻。仍发热,纳呆。细询患者尚有口苦、胸胁满等症。细思:患者一直有发热、口苦纳呆诸症,虽有腹胀满便秘,但并非全属阳明腑实;服理气除胀清泻方药腹胀满虽稍轻,而他症不减。据脉证分析,当属于少阳兼阳明。乃改用和解少阳清热调中法,仿大柴胡汤加减。

处方:柴胡15g,连翘15g,黄芩9g,半夏9g,赤芍9g,白芍9g,大黄6g,甘草6g,枳壳12g,丹皮12g,麦芽12g,稻芽12g。2剂。服后,发热全退,口苦、腹胀等症基本消失。守上方加减调理2剂,病愈出院。

按: 本例西医诊断未明。因血象偏高,考虑有炎症感染,根据辨证,初诊为阳明腑实,用理气除胀通便法,虽见小效,但治未中的,嗣后改为少阳、阳明兼治,药后功捷。从而也可吸取一点教训,这就是初诊时辨证不细,只注重阳明而未顾及少阳也。

【案3】间质性肺炎案

贾某,女,53岁,干部。因发热两周不退,于1980年8月入本院内科。入院前曾自用阿尼利定、庆大霉素等治疗8天无效。入院后胸片检查:发现右肺右片状阴影。血常规:白细胞 $11.1×10^9$/L,中性粒细胞0.72,血红蛋白12g/L。诊断:①发热原因待查;②间质性肺炎。给予补液,青、链霉素注射及口服红霉素等治疗,五日后发热仍不退,乃请中医科会诊。

患者体温常在39℃上下,大汗出,身热不恶寒,咳嗽胸闷,舌质红、苔薄腻微黄,脉洪大有力。病经两周,始终为身热不恶寒,汗出,脉洪实,虽未见口渴引饮,而阳明里热证已具。治宜清泻气热为主。

处方:生石膏45g,知母12g,薏苡仁20g,桑叶10g,连翘15g,象贝母9g,甘草6g。2剂。

二诊:服后,体温已基本正常,汗出止,咳嗽亦轻。上方生石膏、连翘减小其量,更加养阴和胃之品续服3剂,病愈出院。

按:上方为白虎汤以薏苡仁易粳米,在大剂清泻气热的基础上,更加连翘、桑叶、象贝母以清宣肺热,俾肺胃热盛而发热汗出咳嗽等症自解。

【案4】流感高热不解案

刘某,男,51岁,干部,1975年11月初诊。患者10天前病流行性感冒,高热,体温39℃以上。曾用西药抗感染、输液及其他解热药治疗,热不减。现症:先恶寒而后发热,头痛、周身痛楚,胸胁满,口苦不欲食,舌质深红、苔根中厚腻微罩黄,脉弦略数。乃素有湿饮,复感时疫,湿遏热伏,邪恋于少阳三焦气分,治拟和解少阳清热化湿法。

处方:柴胡18g,黄芩12g,北沙参12g,藿香12g,大青叶24g,羌活9g,半夏9g,川芎9g,川厚朴6g,通草6g,甘草4.5g。2剂。

二诊:服1剂后,头身痛大减,发热减退大半,药尽2剂,热全退,胸满口苦等症悉除。更以养阴和胃法调理2剂,病愈。

按:本例为流感病之较重者。由于外邪与内湿相合,湿遏热伏而胶结不解。故取小柴胡汤和解退热,减党参、姜、枣之温补,加大青叶以解毒凉血,羌活、川芎疏风祛湿活血止痛,藿香、川厚朴芳香行气化湿;通草甘寒淡渗利湿,北沙参、甘草养阴扶正。为祛邪与扶正、辛凉与辛温合用之复方,而以和解清热化湿为主。余临床治疗外感高热周身痛楚,见有小柴胡汤证而又夹湿者,常以上方加减取效。

【案5】蜂窝组织型丹毒、网状淋巴管炎案

王某,男,54岁,干部,1985年4月因右下肢肿痛发热入本院外科治疗。入院诊断:蜂窝组织型丹毒,网状淋巴管炎。查末梢血象:白细胞16.4×10^9/L,中性粒细胞0.84。给予大剂抗生素、补液等,治疗40天,发热终不退,高热、低热交替出现。乃请中医科会诊。

患者形体一般，精神尚可。体温，下午常在 38.5~39℃。脉弦滑略数，苔根中黄腻，舌暗红。检查：右小腿部疼痛色红，触之有灼热感，可摸及硬条索状结节。乃湿热毒邪下注、血瘀气郁、营卫不行而成肿痛，发热久不退者，以湿瘀热邪胶结故也，治宜解毒活血养阴清化湿热。

处方：银花藤 60g，连翘 24g，元参 24g，当归 15g，赤芍 20g，红花 10g，桃仁 12g，丹皮 15g，川牛膝 15g，薏苡仁 30g，土茯苓 30g，络石藤 18g，甘草 9g。4 剂（三日内服尽）。

二诊：发热好转，下午体温降至 37~37.2℃，患肢疼痛已轻，黄腻苔渐退。原方续服 4 剂。

三诊：热退，患肢肿痛消失。原方加减调理 2 剂，痊愈出院。

按：案五患者属中医学的"赤游丹"范畴。因湿瘀热邪交阻于下，虽用大剂抗生素治疗，而发热久不退。上方用大剂银花藤、连翘解毒清热，元参滋阴降火，当归、赤芍、桃仁、红花、丹皮活血化瘀，薏苡仁、土茯苓淡渗湿解毒，牛膝通经达下，络石藤、甘草疏风活络而和中。药证相合，40 余天之发热，服药不足 10 剂而病愈出院。

【案6】肾脏周围炎案

牛某，男，24 岁，工人，1985 年 7 月 8 日以发热五天不退入院治疗。入院检查：体温 39℃以上。血常规：白细胞 $15 \times 10^9/L$，中性粒细胞 0.85。其他各项检查未见异常。入院后给予大剂抗菌消炎治疗一周，发热不减。一周后发现左侧腰痛，且逐渐加重，夜晚甚，活动受限。经几次会诊，最后诊断为肾周围炎，肾周围脓肿？除继续应用大剂抗菌消炎治疗外，劝其去北京进一步检查。因家属不同意去外地，乃请中医科会诊，结合中药治疗。

患者形体素健，精神尚可。发热已 20 余天，左侧腰痛已两周。叩击痛明显，活动受限。下午体温仍在 38.5℃以上。脉弦略滑，苔根中黄腻、舌绛红。辨证为湿热毒邪蕴于下焦，血瘀气郁湿阻。先予大剂解毒活血化湿热法。

处方：银花藤 60g，连翘 30g，蒲公英 30g，当归 15g，赤芍 20g，丹皮 15g，红花 9g，乳香 6g，没药 6g，元胡 12g，川楝子 12g，薏苡仁 30g，黄柏 12g，知母 12g，甘草 9g。3 剂（二日内服尽）。

二诊：下午体温降至 37.7℃。左侧腰痛有所减轻，舌苔仍腻。上方加滑石 20g，续服 4 剂。

三诊：发热已退，腰痛明显好转，自觉全身舒适，厚腻苔已退。上方减滑石，清热解毒药减小其量，更加太子参 15g，续服 3 剂。病愈出院。

按：上例患者高热近 20 天，西医初诊为"发热待查"；后诊为肾周围炎，可疑肾周围脓肿。用大剂抗菌消炎等药治疗效不佳。根据患者形体素健，舌深红、苔黄腻、脉弦滑等脉证，予以大剂解毒活血清热化湿方药治疗，收到了较为满意效果。

内科急症4例

【案1】血尿案

赵某,男,40岁,医生。因患双侧睾丸精索鞘膜积液,双侧静脉曲张,于1978年9月入我院外科进行手术治疗(鞘膜翻转术,精索静脉高位结扎术,疝囊高位缝合)。术后两天发现大量肉眼血尿。尿常规:红细胞满视野,蛋白(++)。血常规:白细胞$17.1×10^9$/L,中性粒细胞0.71,淋巴细胞0.26。曾用西药大剂抗感染及各种止血药治疗五天不见好转,乃请中医科会诊。

患者面色㿠白,精神萎靡。据云,有风湿性心脏病病史已十年。入院时诊断:①二尖瓣关闭不全兼狭窄,②充血性心力衰竭,心房纤颤(因患者一再要求,待心衰控制后手术),诊察所见:患者床边痰盂内有大量肉眼血尿。自述近两日来一昼夜尿血7次,每次约100ml,顶鲜红色,偶见血块,尿时自觉尿道发堵,有热涩感,无尿痛。伴心慌、自汗出、烦躁,不能入寐,不思饮食。脉细弦略数、结代明显、左寸尺弱,舌苔根中薄腻微黄、质暗红。

此乃体虚,术后气阴大伤,与瘀热相并灼伤阴络,治宜益气养阴,凉血化瘀,仿生脉散合小蓟饮子化裁。

处方:党参15g,麦冬12g,五味子6g,生地18g,赤芍10g,白芍10g,茯苓12g,滑石15g,木通6g,蒲黄炭9g,小蓟18g,蒲公英30g,甘草6g。2剂。

二诊:血尿仍明显。拟上方略增止血之品以治。

处方:党参24g,麦冬15g,五味子9g,生地24g,女贞子15g,旱莲草15g,阿胶(烊化)15g,当归12g,枣仁18g,小蓟30g,藕节炭12g,蒲黄炭9g,茯苓12g,炙甘草9g,三七粉(分冲)4.5g。一昼夜煎服2剂。

服上方后已不见肉眼血尿,自觉症状明显减轻,睡眠好转。尿检:红、白细胞各少许,蛋白(+)。上方续服4剂。尿检:红、白细胞(-),蛋白(-)。心慌、气短等明显好转,饮食增多。又调理2剂,乃出院。

按: 本例血尿患者病情较严重。因素有风心病心衰,又兼手术之后,因之病情较为复杂。曾用西药治疗不效,改用中医辨证治疗,以重剂益气摄血方配合养阴清热、化瘀止血方而收效。

【案2】心力衰竭案

王某,女,31岁,工人,患风湿性心脏病已12年。今以风湿性心脏病心衰,于1979年8月入本院内科。入院后,给予西药强心利尿、抗感染等治疗三周,病情不见好转,乃请中医科会诊。

患者面色㿠白,精神萎靡,气短懒言,大汗出,心慌胸憋,不能平卧,行动不便,动则气促,日进食约100g,下肢浮肿。脉细数而促(120次/min),舌暗红无苔。此属病久气阴大伤,胸阳不振,治以大剂益气养阴为主,佐以通阳和血。

处方1:白晒参30g,煎取浓液150ml,2~3日内分多次服完。

处方2:太子参20g,麦冬15g,五味子9g,生地24g,阿胶(烊化)10g,枣仁15g,丹参15g,北五加皮9g,生龙骨20g,生牡蛎25g,炙甘草12g。日服1剂。

服上方3剂,心悸气短胸憋好转,心率100次/min,夜能平卧,唯下肢仍有浮肿。上方加车前子15g,木通5g。白晒参浓煎汤频服。续服3剂后,日进食250g,已能下床活动。唯进两日来大便日二次。上方减木通,更加黄芪20g、莲子肉18g,又服5剂(白晒参停服),自觉症状明显好转,下肢浮肿消退,乃出院。

按: 上述两个方剂,一为独参汤,煎剂频服,着重益气生津固脱;二为生脉散合炙甘草汤化裁,侧重益气养阴复脉。经过短时间的治疗,使病情很快好转而出院。

【案3】急性菌痢案

孙某,男,60岁,农民。因被马踢伤腰部,于1973年6月急诊入我院外科。入院后确诊为"肾破裂",做右肾切除术。术后4天发生腹泻,日夜

30 余次。粪检：脓细胞满视野，红、白细胞各(+)。诊为急性菌痢。给予补液纠正电解质紊乱及各种抗生素等治疗 6 天不见好转(已病危通知，重病记录)，乃请中医科会诊。

患者形瘦神疲，闭目懒言，痢下褐色黏液便，味恶臭，腹部时有隐痛，时而欲呕，已五日未进食，脉细微而数(指下模糊)，舌红绛无苔、少津。术后伤阴，复感热痢而阴津亦伤，湿热毒邪恋于大肠，乃正虚邪实之危重症，治颇棘手。

先拟大剂甘淡养阴，佐以解毒消化，以观动静。

处方：白芍 30g，沙参 21g，石斛 21g，山药 21g，乌梅 9g，川连 6g，炒银花 18g，石菖蒲 9g，山楂炭 14g，滑石 15g，甘草 6g。2 剂，急煎多次频服。

服上方 1 剂，气逆欲呕好转，腹泻渐减，唯未解小便。上方白芍增至 45g，更加车前子(包煎)15g，又服 3 剂，尿通，腹泻全止。后以养阴和胃法调理 2 剂，痊愈出院。

按：本病得之大手术后，且痢下近一周，证属阴虚泻痢，唯甘淡养阴为主较为适宜。取方重用白芍养血敛阴止泻，辅以沙参、石斛、山药甘淡养阴、健脾止泻，合乌梅、甘草酸甘化阴；更加银花、黄连、滑石、石菖蒲、山楂炭等解毒清化、理气和胃，药证合拍，故能很快收效。

【案 4】化脓性扁桃体炎案

孙某，男，38 岁，工人。因高热 4 天，于 1980 年 3 月入本院内科。入院时诊断：①发热原因待查；②心肌炎待除外。入院后给予大剂量抗生素及其他解热药物，经治六天，高热仍不退，体温常在 39.5℃ 以上。检查：扁桃体中度肿大，有脓点；心律不规则，心电图示频发性室性期前收缩。乃请中医科会诊，中西医结合治疗。

发热病经十天，汗出而热不退，自觉胸部憋闷，短气，咽部痛有灼热感，不思饮食。脉弦数而促、中取有力，舌红绛，苔薄黄腻。

本病乃外感毒热之邪入里，上侵咽部，波及营分，似喉痹之重症。拟解毒清热养阴法治之，以小五灵汤加减。

处方：金银花 15g，蒲公英 30g，板蓝根 24g，山豆根 12g，元参 24g，当归 12g，生薏苡仁 30g，枳壳 12g，甘草 6g。3 剂。二日内服完。

服上方后，高热渐退，咽痛、胸憋闷等症均有好转。上方续服 3 剂，诸症消失,乃出院。

　　按:"小五灵汤"由金银花、蒲公英、板蓝根、元参、当归五味组成,用量较大,是方系五味消毒饮化裁而来。临床加山豆根、薏苡仁、枳壳、甘草,增强了解毒利咽、理气祛湿的功用。由于药证相合故而收到较好效果。

心肌炎 2 例

【案 1】

陈某，女，12 岁，学生，1984 年 7 月 26 日初诊。主诉:(其母代诉)患儿病心肌炎已近 3 个月，常感心慌、胸憋闷短气，时发热，四肢关节疼痛，曾住某医院检查治疗，诊为风湿性心肌炎。经用抗风湿、抗感染等药物治疗 2 个月余，自觉症状无明显改善，乃出院。经人介绍来此就诊。血常规:白细胞 $5.6×10^9$/L，中性粒细胞 0.72，血红蛋白 100g/L，血沉每小时 60mm。心电图:Ⅱ、Ⅲ、avF 导联有 ST-T 波改变。

患儿面色㿠白，精神尚可，主症如上述。脉细微弦略数，中取少力，舌暗红而润，舌体胖。

辨证与治法:久病气阴两虚，风湿留恋，血瘀气郁湿阻，胸阳不振。治宜益气养阴活血祛风通络。

处方:生黄芪 18g，太子参 12g，麦冬 12g，五味子 9g，怀生地 20g，当归 12g，丹参 20g，红花 9g，桂枝 9g，防风 10g，防己 10g，海风藤 15g，麦芽 12g，稻芽 12g，甘草 9g。4 剂。日服 1 剂。

二诊:食欲较前好一些。仍时感心悸，易汗出。上方减麦芽、稻芽，加生龙骨 15g，生牡蛎 30g。5 剂。

三诊:心悸短气、胸憋闷较前好转，汗出少，关节疼痛亦轻。嘱上方续服。服药 20 剂后，复查血沉，由原来每小时 60mm 降至每小时 22mm;心电图较前有所改善。此后以上方为基础，加减续服。患者来门诊 6 次，服中药 30 余剂，自觉症状大部消失。后改用六味地黄丸、人参养荣丸善后缓调。2 个月后恢复了学习。

【案 2】

杜某,男,30 岁,军队干部,1985 年 3 月 4 日初诊。患心肌炎已 4 个月余。于 1984 年 10 月下旬发现胸憋闷、心悸、短气,四肢关节疼痛,经四川某医院检查,诊为风湿性心肌炎。住院治疗 3 个月,症状好转出院。出院后回家乡休养。近半个月来又感心悸、胸憋闷较甚、两肩臂及手指关节疼痛明显,乃来本院就诊。

患者发育一般,精神尚可,主症如上述。脉细弦略数、微浮,舌红润、体胖,苔根中薄腻。血沉每小时 33mm。血、尿常规无异常。

辨证与治法:久病气阴两虚,风湿留恋,血行瘀阻,胸阳不宣。治宜益气养阴活血疏风通络。

处方:太子参 18g,麦冬 12g,五味子 9g,生地 20g,当归 12g,丹参 20g,赤芍 8g,白芍 8g,桂枝 9g,秦艽 12g,羌活 9g,银花藤 30g,薏苡仁 30g,甘草 9g。5 剂。

二诊:胸憋闷、短气、心悸较前好转,肩臂及指关节痛较前轻。上方续服 5 剂。

三诊:自觉症轻,精神佳,舌根中薄腻苔已退。唯有时仍感心悸而烦,上方甘草改为 12g,加知母 12g,生龙骨 20g。

四诊:心烦心悸消失,胸憋闷、短气、关节痛等基本消失。此后仍以上方为基础方加减续服。共来门诊六次,服药 30 余剂。复查血沉每小时 15mm。乃带走药方,返回部队。嘱每周再 3~4 剂以巩固之。

按:心肌炎为临床常见病之一,其中以病毒性心肌炎和风湿性心肌炎为多见。病毒性心肌炎的中医治疗,早期以清热解毒透表为主,常选用银翘散、抗病毒合剂等加减治疗;病程较久(中期或晚期),多表现为气阴两伤,毒热余邪留恋,每采用益气养阴活血佐以解毒清热或益气养阴救脱之治法。风湿性心肌炎的中医治疗,亦每采用祛风湿扶正祛邪兼顾之法。

上述两例患者皆为风湿性心肌炎。初期皆先用西药,后因效果不佳,乃转中医治疗。病程皆在 3 个月以上。案 1 病情较重些,案 2 较轻,皆有气阴两虚、风湿留恋之临床表现,故均以益气养阴活血祛风通络治疗而收效。案 1 用大剂黄芪、太子参、麦冬、五味子、生地益气养阴,当归、丹参、红花养血活血,桂枝、防风、防己、海风藤祛风湿通络止痛,知母、麦芽、稻芽、甘草滋阴清热和胃调中。

陈修园谓:龙骨与牡蛎同用,为治痰之神品。张锡纯谓:"龙骨、牡蛎能宁心固肾,安神清热。"(《医学衷中参西录·治痰饮方》龙蚝理痰汤),后将二药加入,用以安神清热潜阳敛汗,此为敛散并用。便后汗出减少、心悸、短气等症亦轻,并逐渐向愈,恢复了学习。案2在生脉散的基础上加生地以益气养阴,当归、丹参、赤芍、白芍养血活血和营,桂枝、秦艽、羌活、薏苡仁、银花藤祛风湿清热活络止痛,甘草和中,是为扶正祛邪兼顾之治方。后加入知母、生龙骨清热宁神兼治其心烦心悸,药后症减,并逐渐恢复健康。

从以上二例的治疗中可悟出一点:凡病程较久服用大量西药效果不好者,多因正虚邪恋,必扶正祛邪兼施,方可收效。

充血性心肌病 2 例

【案 1】

严某，女，41 岁，农妇，1986 年 5 月 16 日初诊。1 个月前因短气、心悸、胸憋闷明显、下肢浮肿，急入某医院治疗。经检查确诊为围产期充血性心肌病，合并心衰。住院治疗 1 个月，浮肿消退，心衰有所控制，乃出院。出院后仍感胸部憋闷短气，心下满胀，食欲不振，睡眠不好，既往健康，否认其他病史。

检查：患者面色萎黄，精神尚可。胸片：心脏呈普遍性增大，外观如球形；心电图：Ⅱ、Ⅲ、avF、V$_5$ 等导联 ST 段压低，T 波低平或双相。脉双弦，中取尚有力，右关尤甚，左寸弱，苔薄腻，舌暗瘀紫。

辨证与治法：心阳中阳俱虚，湿瘀痹阻，心胃同病，治宜心胃同治。

处方：枳实 12g，厚朴 12g，瓜蒌 18g，薤白 12g，桂枝 7g，半夏 12g，黄连 5g，丹参 30g，鸡血藤 30g，党参 20g，茯苓 30g。4 剂。

二诊：胸憋闷较前好转，心下满胀亦轻。仍睡眠较差。上方加酸枣仁 20g，续服 4 剂。

三诊：胸憋闷、心下胀满等明显好转，睡眠亦较前改善。饮食较前增多。脉弦细，苔薄微腻，舌暗而润。治宗前法，改用十味温胆汤加减。

处方：党参 18g，丹参 30g，鸡血藤 30g，酸枣仁 20g，石菖蒲 12g，清半夏 12g，茯苓 30g，佛手 12g，枳实 12g，竹茹 9g，黄连 4g，桂枝 6g，甘草 7g。4 剂。

四诊：胸闷、脘胀基本消失，睡眠好转。此后以上方为基础，随证略有加减，门诊治疗 40 余天(三周后，每周改服药 4 剂)，自觉症状俱消失。2 个月后胸片复查，心脏较前缩小。心电图：Ⅱ、Ⅲ、avF 等导联，T 波由双相倒置变为低平或直立。此后以柏子养心丸、香砂养胃丸缓调以巩固之。一年后随访，患者一切良好。

【案2】

李某，女，39岁，1986年11月初诊。

1个多月来患者常感胸部憋闷、短气，夜间阵发性气急，饮食减少，近两周来逐渐加重，喘促短气夜不能平卧，心悸乏力，下肢浮肿。曾去某医院检查，诊断：①充血性心肌病合并心衰；②乳头肌功能失调。服西药治疗一周，不效，乃改服中药治疗。

检查：患者面色萎黄，精神委顿，两下肢凹陷性浮肿，脉微细无力，时结代，舌红润少苔，舌体胖。心率120次/min，呈二联律，心脏向左下扩大。心电图：Ⅱ、Ⅲ、avF、V_5等导联，T波低平或双相，ST段压低。A型超声检查：提示心脏增大，心肌损害。

辨证与治法：心之气阴火伤，胸阳不振，急以大剂补益心阴心阳为主。

处方：红人参9g（另煎兑入），党参24g，麦冬15g，五味子10g，丹参30g，鸡血藤30g，生地20g，酸枣仁20g，茯苓30g，木通6g，桂枝8g，干姜6g，生龙骨20g，生牡蛎20g，炙甘草12g。5剂。

二诊：心悸、短气好转，胸憋闷亦轻。下肢浮肿渐消退，心率90次/min，原方党参改为20g，续服5剂。

三诊：心悸消失，胸憋闷、短气明显好转，下肢浮肿消退。脉虚细弦仍时有结代（心率80次/min），舌红润苔薄黄。原方减生龙骨、生牡蛎、木通，红人参改为6g，加苦参6g，续服5剂。

四诊：胸憋闷、短气等基本消失，精神转佳，脉弦，结代较前少。原方减红人参。续服。

此后以原方为主，随证略有加减，方药终未大变，服药三周后改为每周服药4剂。门诊治疗1个月余，诸症基本消失。2个月后复查心电图：Ⅱ、Ⅲ、avF、V_5等导联，ST段已无压低，T波低平或直立。半年后随访，患者一切甚好。

按：充血性心肌病为原发性心肌病中最常见者之一，病因未明。根据本病的临床表现，当属于中医学之胸痹等范畴，属心气心阴亏虚型。上案1表现为痰瘀痹阻胸阳，为心胃同病，本虚标实证。方以枳实薤白桂枝汤合小陷胸汤化裁，以枳实、厚朴下气除满，半夏、黄连降逆消痞，瓜蒌、桂枝、薤白宣通心阳，此所以治其胸脘痞胀之标实；更加大剂的党参、茯苓、丹参、鸡血藤，以益气健脾渗湿、养血活血，而治其本虚。胸脘满胀好转后，改用十味温胆汤化裁出入，仍标本同治。经过近50天的治疗，使患者病情逐渐康复。案2发病1个月余，临床主要表现为心气心阴大伤，病情较重。方以生脉散合炙甘草汤加减，以大剂人参、麦冬、五味子、生地补益心阴，桂枝、干姜、炙甘草温复心胃之阳，丹参、鸡血藤养血活血；茯苓、木通渗湿健脾利尿通络，龙骨、牡蛎潜阳敛阴纳冲。由于药证合拍，使患者病情很快好转，并逐渐恢复了健康。

病态窦房结综合征2例

【案1】

吕某,男,43岁,军人,1979年2月14日初诊。2个月前因胸憋闷、短气、心悸头晕住医院治疗。心率常在42~44次/min,诊为病态窦房结综合征。经住院治疗月余,效不显,乃出院。后去北京某医院进一步检查,仍诊为是病。曾用各种西药治疗2个月余,不见好转。乃转请中医治疗。

患者面色萎黄,形体瘦弱,精神尚可。主症为胸部憋闷、短气、心悸,头昏沉,大便溏,日2~3次,常畏寒肢冷,脉迟(43次/min),结代明显,苔薄白润,舌暗淡体胖,边有齿痕。

辨证与治法:心气不足,脾肾两虚,胸阳不振。治宜益气活血,温阳健脾。

处方:红人参7g(另煎汤兑入,药渣口嚼服),黄芪24g,丹参20g,附子6g,桂枝7g,茯苓15g,白术15g,炙甘草12g。5剂。

二诊:心悸、短气、胸憋闷较前好转,大便改为日1~2次。脉仍迟。上方续服6剂。

三诊:胸憋闷、短气明显好转,已无心悸,便溏已愈。脉细迟(47次/min),结代较前少。上方减红人参,改为党参15g,续服。此后以原方为基础,随证略有加减,来门诊7次,服药40余剂。自觉症状大部消失,大便日一次,身体较前有力,脉弦略迟,可维持在54~60次/min,结代基本消失。

【案2】

赵某,男,48岁,干部,1979年3月因病态窦房结综合征入本院内科治疗。患者因胸憋闷、短气,时感头晕,于2个月前曾去北京医院检查,诊为病态窦房结综合征。经用西药治疗一段时间，症状无明显改善，心率仍维持在 44~46 次/min。入本院后要求结合中医治疗。

患者形体较丰腴，精神尚可。自述胸憋闷、短气，时有心慌、头晕，饮食及睡眠均可，二便正常。诊脉细弦而迟（46 次/min），两寸尤弱，偶有结代，苔薄白，舌暗紫而润，边有齿痕。

辨证与治法：心气不足，血行瘀阻，胸阳不振。治宜益气活血，健脾升清。

处方：生黄芪 25g，党参 15g，当归 12g，丹参 30g，白术 12g，陈皮 10g，升麻 4.5g，柴胡 6g，甘草 7g。4 剂，日服 1 剂。

二诊：服上方后，自觉胸憋闷、短气有所好转，脉、舌象大致同前。上方更加附子 5g，续服 5 剂。

三诊：胸憋闷、短气明显好转，脉细迟较前改善，两寸脉已不显弱，脉率上升至 52 次/min。嘱中药续服，每周 4 剂。另用红人参 30g，打碎，每服 2~3 小块，口内嚼此。住院观察治疗 50 余天，脉率维持在 55~60 次/min，自觉症状消失而出院。

按：病态窦房结综合征由窦房结功能低下所致，病情多缠绵难愈。根据中医辨证，本病多见有胸憋闷、短气、脉迟、舌质暗紫等临床证候，其发病机制，当属于心气亏虚，血行瘀阻，胸阳不振。因此笔者临床治疗此类病证，常以益气温阳活血为基本法则。上述两个治案，案 1 形体瘦弱，临床表现一派阳气亏虚现象，治以参芪补益心气，附子温肾阳，桂枝、茯苓、白术、甘草温通心脾之阳，丹参活血，俾心气充，胸阳振，血行畅达，则胸憋闷、短气等症可解。案 2 形体丰腴，形盛气虚，血行瘀阻明显（从寸脉微，舌质紫暗可知），方以补中益气汤少加附子温阳，重加丹参以活血，是为益气温阳活血少佐升清而获效。另用小块人参生嚼服者，缓调以补益心肺之气也。

原发性血小板减少性紫癜2例

【案1】

丁某,男,17岁,学生。1977年3月5日因四肢皮肤大片瘀斑入院治疗。患者于5日前感冒发热,继则出现全身紫癜,而以四肢为多,伴牙龈及舌部出血。入院前查末梢血象:白细胞$11.2×10^9$/L,中性粒细胞0.75,血红蛋白70g/L;血小板$20×10^9$/L。诊断:原发性血小板减少性紫癜。入院后给予西药抗感染、止血等治疗一周,皮下出血仍不见好转,乃请中医科会诊,结合中药治疗。

患者素体健康,精神尚可,四肢皮肤大片紫癜,而以两下肢及臀部为多,部分融合成片,伴牙龈出血,自觉眩晕、全身乏力;舌质深红,苔薄黄腻,脉细弦略数。

辨证与治法:热病伤阴,邪入营血,络伤血溢而成肌衄。治宜养阴清热凉血化瘀止血。

处方:怀生地24g,元参18g,赤芍8g,白芍8g,牡丹皮12g,小蓟24g,茜草12g,大黄炭4.5g,生栀子6g,薏苡仁30g,甘草6g。3剂。

二诊:服上方后未再出现新的紫癜,眩晕乏力较前好一些。嘱续服3剂。

三诊:左下肢又出现两处紫癜,但面积较小,自觉无不适,舌红润,黄腻苔已退,脉细弦已不数。上方减赤芍、薏苡仁,白芍改为12g,更加怀山药18g、肥大枣10枚(擘),续服3剂。

另以阿胶15g、朱砂2g,将阿胶入开水中微炖烊化,兑入朱砂末,温服,日一次。

四诊:四肢瘀斑逐渐消退,自觉精神佳,身体有力。此后以原方为基础加减续服(主方终未变),共服药24剂,阿胶、朱砂方服12次。观察治疗1个月,血小板上升并维持在$70×10^9$/L,乃出院。出院后门诊继续治疗两周,血小板最后上升至$90×10^9$/L,2个月后恢复了学习。

【案2】

郭某,女,4岁,1977年4月1日因全身皮肤散在出血、瘀斑急诊入儿科治疗。患儿于4日前因发热出现全身皮肤散在出血点,继而出现下肢及臀部大小不一的青紫斑点,尤以两下肢为多,伴有齿衄、鼻衄,急来本院诊治。查末梢血象:白细胞$9.5×10^9$/L,中性粒细胞0.72,血红蛋白80g/L;血小板$20×10^9$/L。诊为原发性血小板减少性紫癜。入院后给予激素、抗感染、止血等治疗。经治5天四肢皮下出血不减,应患者家属要求,结合中医治疗。

患儿精神委顿,面色㿠白,舌红少苔,脉细数,四肢显露紫癜,大腿部尤多,部分融合成片状,时鼻衄。其母代诉:患儿大便秘结,2~3日一行,不思饮食。

辨证与治法:热病伤阴,邪入营分,迫血妄行。治宜养阴清热化瘀止血。

处方:怀生地15g,白芍9g,丹皮9g,元参12g,阿胶(烊化服)9g,小蓟15g,茜草9g,焦栀子6g,大黄炭4.5g,甘草6g。3剂,煎成250ml,4~5次分服,日服1剂。

二诊:服上方后未见新的出血点,未鼻衄。饮食较前增多。唯两天来腹泻,大便日2~3次,脉细微弦已不数。上方减焦栀子、大黄炭,加怀山药12g、炮姜炭1g、红大枣5枚(擘),续服3剂。

三诊:腹泻止。四肢皮肤紫癜明显减少,并逐渐消退。嘱上方续服。共住院20余天,先后服中药15剂,诸症消失而出院。出院前两次化验检查,血小板上升至$(100~120)×10^9$/L。

按:原发性血小板减少性紫癜是一常见的出血性疾病,确切病因未明。一般分为"急性型"和"慢性型"两种。根据本病的临床表现,当属于中医学的"热病发斑""肌衄""葡萄疫"等范畴。《医宗金鉴·外科心法》指出:"肌衄由心肺火盛,逼血从毛孔中射出。"据临证所见,急性型者多由于热病伤阴,心肺火盛,迫血妄行;慢性型者则多由郁怒伤肝,脾肾亏虚,脏腑功能失调而成。

上述两例治案，皆得于外感发热之后，急性发病，均先用西药治疗效果不显，加用中药后获得很好的效果。案1除四肢见有大面积的紫癜及牙龈出血外，伴有眩晕、全身乏力，舌绛、苔薄黄腻等。方以生地、元参、赤芍、白芍、丹皮滋阴降火凉血化瘀；小蓟、茜草、大黄炭解毒清热祛瘀止血；栀子泻心肺三焦郁火；薏苡仁、甘草淡渗利湿和中，俾营阴复、瘀热除，可不再迫血妄行。待邪热渐退，病势已缓，更加怀山药、肥大枣，是为善后巩固之治。另以阿胶合少量朱砂炖服者，乃仿效民间流传验方，为养阴补血、镇心清热之辅助，营阴亏虚者服之自有裨益。案2为一幼儿，发病较急，表现为精神委顿，舌红少苔，亦采用养阴清热化瘀止血法而收效。在此应提出的是，患儿开始为大便秘结，服养阴缓泻药后又出现腹泻，说明患者中阳素虚，3剂药后减大黄炭、栀子，更加怀山药、大枣补益脾肾，炮姜炭振奋中阳，以极小量之炮姜炭同大剂的养阴凉血药相伍，乃取"阴中求阳"之意。俾脾胃之气阴复，血有所统，渴望肌衄不再复发。

萎缩性胃炎 2 例

【案 1】

王某，女，52 岁，工人，1986 年 3 月 7 日初诊。患者于一年前因胃部胀满疼痛、呃逆等明显，曾去北京医院检查，确诊为萎缩性胃炎。服用中西药物治疗近一年，效不显。近 1 个月来，胃脘痛胀加重，呃逆，时而欲呕，不思饮食，倦怠乏力，睡眠不好。既往有类风湿关节炎及慢性咽炎病史。

检查：患者面色萎黄，慢性病容，舌苔根中厚腻，质暗瘀紫舌体胖，脉弦而缓，右关前微滑。血、尿常规无异常。

辨证与治法：气郁血瘀湿阻，胃失和降，治法以疏肝降逆化瘀和胃为主。

处方：川厚朴 12g，佛手 12g，半夏 12g，茯苓 15g，丹参 30g，砂仁 6g，檀香 6g，大黄炭 3g，黄连 5g，赤芍 9g，甘草 7g，生姜 5 片。5 剂。

二诊：胃部痛胀欲呕等症较前好转。上方黄连改为 4g，续服 5 剂。

三诊：胃脘痛胀明显好转，呃逆欲呕消失，舌根中部厚腻苔已渐退，饮食较前增多。上方以白芍易赤芍，加太子参 12g，续服 5 剂。

四诊：近一周来胃部无痛胀，自觉舒适。嘱上方续服。此后以上方为基础，有时加入白术、焦三仙以助脾运；中间患感冒改用解表法，感冒愈后仍守服上方。1 个月后改为每周服中药 4 剂，坚持治疗 4 个多月，诸症消失，体重增加。半年后去北京复查。报告结果：原胃上部萎缩性炎变已消失，仅见胃下部局限性浅表性炎症。随访二年，病未复发。

【案 2】

李某，男，57 岁，干部，1986 年 10 月 14 日初诊。患者胃部痛胀反复发作一年。1 个月前去天津医院进行全面检查，确诊为萎缩性胃炎。现症：

胃脘满胀疼痛，不思饮食，呃逆频频，时而欲呕，大便欲解不畅。既往嗜烟、酒，否认其他病史。

检查：面色萎黄，精神尚好，舌苔根，中厚腻，质暗而润，脉沉弦细，两关稍旺。

辨证与治法：肝郁气滞，胃失和降，湿瘀交阻于中。治以疏肝降逆化瘀和胃为主。

处方：川厚朴12g，佛手12g，半夏12g，茯苓15g，丹参30g，砂仁6g，檀香7g，元胡12g，黄连5g，大黄炭3g，泽泻12g，甘草7g，生姜5片。5剂。

二诊：胃脘痛胀较前好转，呃逆轻。原方续服5剂。

三诊：胃满胀明显好转，几日来胃未痛，大便已感通畅。唯仍时有胃中不适及短气感。原方加白术12g，续服。

四诊：患者续服上方10剂，自觉一切其好，饮食较前增多，精神佳，嘱原方续服，每周服3~4剂。此后以原方为基础，随症略有加减，门诊治疗近3个月，服药60余剂，自觉症状俱消失。半年后去天津某医院复查，报告结果：萎缩性炎变已消失。仅见胃下部尚有一处阳性浅表性炎症。

按：萎缩性胃炎是慢性胃炎中较难愈者之一，一般认为，它是胃癌的早期潜在性病变，尤其与胃息肉同时存在时发展为癌变的可能较大。因此许多患者对此产生恐惧心理。近些年来，各地对本病治疗的报道较多，治法方药各异。据笔者临床观察，本病以血瘀气郁、湿瘀交阻证为多见，治疗近20例患者中，本证型约占3/4，胃阴虚和胃虚寒证所占比重较小。因此在临床上凡遇气郁血瘀湿阻、胃失和降者，常以景岳解肝煎合丹参饮二方化裁，方中每加少量大黄炭及黄连二味，借以化瘀和胃清其郁久化生之热，效果较为满意。上案1为解肝煎合丹参饮减苏叶，更加大黄炭、黄连组成。方以厚朴、佛手、砂仁、檀香理气和胃，除胀止痛，半夏、茯苓降逆和胃祛湿健脾；丹参、赤芍养血活血化瘀；大黄炭、黄连化瘀燥湿清热；甘草、生姜和中，后来更加党参以扶正。患者守方服用70余剂，诸症消失，胃部萎缩性炎变亦消失。案2与案1证型相似，因平素嗜酒，湿浊偏盛，在原方治疗的基础上，更加泽泻一味，以增强祛湿之功能。守方服用60余剂，同样收到了较为满意的效果。

糖尿病 2 例

【案 1】

刘某,男,59 岁,离休干部,1980 年 10 月 20 日初诊。三个月前因渴饮、善饥、多尿等症去某医院检查,尿糖(+++),血糖 290mg,酮体阴性,诊为糖尿病。曾服苯乙双胍、格列本脲等治疗,血糖、尿糖一度有所下降,但后来又上升。仍渴饮多尿,全身乏力,伴胸部憋闷时痛、短气等。既往有冠心病病史。

检查:尿糖(+++)至(++++),血糖 260mg,心电图:Ⅱ、Ⅲ、avF、V₅ 等导联,ST 段压低,T 波双相或倒置。患者面色红润,精神尚可,舌暗紫,苔根中薄腻,脉弦略数右关前略滑。

辨证与治法:消渴与胸痹同时存在。乃心、脾、肾三阴俱虚,气阴两伤,血瘀气郁痹阻胸阳而为胸憋闷时痛;气有余便是火,气郁久化热,阴津耗伤而成消渴。刻下宜清泻气热,益气阴生津止渴。

处方:太子参 20g,生石膏 30g,知母 12g,花粉 15g,元参 20g,丹参 30g,葛根 15g,甘草 6g。5 剂。

二诊:渴饮较前好转,其他无变化。原方续服 4 剂。

三诊:渴饮基本消失,已不多尿。仍感乏力,胸部憋闷时痛,脉、舌象大致同前。改用补益肺肾养阴生津为主佐化瘀宣痹之品。

处方:太子参 20g,麦冬 15g,五味子 10g,生地 15g,熟地 15g,怀山药 15g,苍术 15g,元参 15g,丹参 30g,赤芍 15g,葛根 15g,瓜蒌 18g,郁金 12g。5 剂。

四诊:胸憋闷疼痛较前好转,身体较前有力。复查尿糖(++),血糖 170mg。续服上方。

此后以上方为基础,随症略有加减,门诊治疗近3个月,服药60余剂(治疗1个月后改为每周服药4剂),诸症消失。查尿糖三次阴性,血糖120mg以下。心电图较前亦有改善。

【案2】

苏某,男,68岁,退休工人,1987年10月15日初诊。近1个月来,常渴饮、善饥、小便增多,乏力,时感眩晕。经某医院检查,诊为糖尿病。因不愿服西药而改用中药治疗。既往健康,否认其他病史。

检查:尿糖(++++),血糖300mg,心电图无异常。血压20/13kPa。患者形体较丰腴,精神尚可,渴饮、善饥、多尿。腰膝酸软无力,易汗出,脉弦大略滑数,舌深红苔薄黄。

辨证与治法:诊为消渴,乃肺肾两虚,阴津耗伤引起。治宜先清泻气热养阴生津。

处方:太子参24g,生石膏40g,知母12g,天花粉15g,元参20g,丹参30g,葛根15g,泽泻12g,黄连4g,甘草6g。5剂。

二诊:渴饮、眩晕较前好转。其他无变化。上方生石膏改为30g,加麦冬15g、五味子10g,续服4剂。

三诊:渴饮善饥基本消失,眩晕亦好转。查尿糖(+++),血糖210mg。脉弦大略数,右盛于左,舌深红而润,少苔。

处方:太子参20g,麦冬15g,五味子10g,生地20g,熟地20g,怀山药15g,黄芪20g,苍术15g,元参20g,丹参30g,葛根15g,天花粉15g,泽泻12g。5剂。

四诊:自觉一切甚好,精神佳,身体较前有力,复查尿糖(++),血糖160mg。续服上方。

此后以上方为主,随证略有加减,门诊治疗40余天,诸症俱消失。最后连查尿糖三次(-),血糖110mg,后以六味地黄丸缓调巩固之。

按:糖尿病属于中医学之"消渴"范畴。祖国医学认为,本病的形成,与过食肥甘、嗜酒、房事不节及精神因素等有关。此病虽有热在肺、胃、肾之分,主要以肾为主,热伤肾阴,固摄无权,水火不济,精微不藏,其病乃成。正如《类证治裁》所说"此证皆水火不交,燥热伤阴"所致。笔者治疗此病,凡热盛津伤"三多"症状较明显者,常以人参白虎汤为基础随证加减，先清泻气热养阴生津，待三多症状好转后，即以生脉散合六味地黄汤化裁，并随宜加入祝谌予教授介绍已故名医施今墨先生之降糖组药（黄芪、山药，苍术、元参、丹参、葛根），效果较为满意。案1原有冠心病病史，继患糖尿病，三多症明显。初以人参白虎汤加花粉，清泻气热，益气阴生津止渴；更加元参滋阴降火，丹参、葛根活血生津鼓胃气上行。待渴饮善饥等好转后，继以生脉散合地黄汤化裁，并加入瓜蒌、郁金、赤芍等宽胸理气化瘀之品，兼治其胸痹。连续治疗2个月余，诸症消失，查血糖正常，心电图亦有明显改善。案2与案1治法基本相似。仍服人参白虎汤加味，待三多症状好转后，更以生脉散合地黄汤出入，并加入降糖组药，连服药40余剂而收功。

肝 风 2 例

【案 1】

刘某，女 71 岁，农妇。1986 年 4 月 8 日，因手足抽搐、头摇震颤一周，专程护送来诊。一周前因家事气恼，继而发生头晕、手足抽搐、头摇、吐弄舌、震颤等症，一日数发，发则闭目不语。在当地医院治疗，症不减。近 3~4 天来症状逐渐加重，平均每天发作十余次，每次数分钟至 10 余分钟，抽搐方止。

检查：形体较瘦弱，精神委顿，脉弦大略滑，左关前旺，舌红，苔黄褐而滑腻。血压 23/12kPa。血、尿常规检查无异常。

辨证分析：营阴不足，肝气郁滞，痰浊内蕴，郁久化热动风，阳盛风动则手足抽搐；风阳挟痰热上扰清窍，则见眩晕、头摇震颤；心系舌本，热盛则舌本干涩而紧，故时弄舌以舒缓之。脉弦大滑、舌质红，均属内蕴痰热、肝阳偏旺之候。治以潜镇肝阳，清热豁痰息风。

处方：代赭石 25g，石决明 30g，生龙骨 20g，生牡蛎 30g，元参 15g，白芍 15g，牡丹皮 15g，钩藤 15g，僵蚕 12g，胆星 6g，枳实 9g，茯苓 15g，黄连 5g，甘草 6g。2 剂。

二诊：抽搐明显好转，服药后第二天只抽搐一次，时间较短。脉弦略数，滑大象已减，舌红润，腻苔已退。血压 20/12kPa。上方减代赭石、元参，加清半夏 9g，续服 4 剂，病愈。随访半年，未复发。

【案 2】

杨某，女，66 岁，农妇，1985 年 12 月 23 日初诊。主诉（其子代述）：阵发性肢体抽搐、震颤已 1 个月。1 个月前，始自觉眩晕，继而出现阵发性抽搐，发则迷惑昏愦。经某医院检查确诊。曾用中西药物治疗不效。近20多天来发作逐渐加重，每日发作4~5次，近半个月来已卧床不起。既往：常睡眠不好，纳少、便秘。

检查：患者面色萎黄少泽，精神委顿，舌暗红而润，苔薄腻微黄，脉弦细略数，左寸弱，右寸稍旺。血压16/9kPa。血、尿常规检查无异常。

辨证分析：营血不足，肝气抑郁，中阳失健，痰湿内生，痰浊中阻上扰神明则迷惑昏愦，血虚气郁，化热动风，经脉失养则不时抽搐；属虚实夹杂之候。

治法：平肝和胃化痰、养血息风。

处方：广陈皮12g，枳实9g，半夏10g，茯苓15g，竹茹9g，丹参20g，白芍12g，枣仁15g，珍珠母30g，钩藤15g，大黄炭4g，甘草6g。4剂。

二诊：患者服药6剂，抽搐已止，眩晕迷惑亦轻，薄腻苔已退。唯大便秘结（素有便秘史，常5~6日一行），睡眠仍较差。改用养血解郁和胃润肠法。

处方：生地12g，熟地12g，当归15g，白芍12g，肉苁蓉18g，炒枳壳12g，厚朴9g，大黄（后下）4g，火麻仁18g，枣仁15g，谷芽15g，麦芽15g，柴胡6g，甘草6g。4剂。

三诊：大便已畅通，饮食较前增多，精神佳，身体较前有力。嘱上方续服4剂（隔日1剂）以巩固之。

按：《类证治裁·肝气肝火肝风论治》云："凡上升之气，自肝而出，肝水性升散，不受遏郁，郁则经气逆……木郁则化风，为眩、为晕、为舌麻……为类中，皆肝风震动也。"上述二例治案，案1病经一周，案2病经1个月；案1血压偏高，案2血压正常；因化验检查均无异常，西医未确诊。据临床表现，皆具有眩晕、抽搐、震颤等症，故均诊为肝风。据临床辨证，案1素体阴虚，肝阳偏旺，肝郁化火动风，属阳亢动风证。选用大剂石决明、生龙骨、生牡蛎、代赭石等以潜阳重镇，使阳亢得平，辅以元参、白芍、丹皮益阴清热凉血，钩藤、僵蚕、胆星息风化痰解痉；佐枳实、茯苓行气渗湿健脾，黄连、甘草清热和中。药证合拍，故收效甚捷。案2属血虚气郁痰滞动风证。因营血内虚、痰热上扰，故时而兼见迷惑昏愦之症。初用温胆汤在理气和胃清化痰热的基础上加丹参、白芍、枣仁、珍珠母、钩藤以养血平肝宁神息风，少佐大黄炭以化瘀和胃通降，服药4剂而抽搐、眩晕等俱止。次以四物汤合麻仁丸化裁，养血解郁和胃润肠而收功。

鹤膝风 2 例

【案 1】

王某,女,62 岁,农妇,1986 年 4 月 30 日初诊。

主诉:左下肢膝关节肿大疼痛已 2 个月余。

病史:2 个月前曾跌倒摔伤一次,尔后膝关节逐渐肿大,痛胀明显。经当地医院检查,诊为"滑囊炎"。给予抗感染、局部抽液等治疗,每次抽液后,第二天即肿大如故。连续抽液 5 次,且膝关节肿大越来越明显,痛胀乏力,纳食日少,已不能下床活动。

检查:患者形体较瘦弱,面色萎黄,精神尚可。左膝明显肿大,局部触之有热感,脉细弦,重取无力,舌暗红而润,苔根中薄腻。血、尿常规检查无异常。

辨证分析:肝肾不足,脾失健运,膝部外伤,湿浊瘀热之邪下注,留于关节,以致肿胀日甚,经久不消。

诊断:鹤膝风(左)。

治法:益肝肾,祛湿,活血清热。

处方:苍术 18g,黄柏 9g,薏苡仁 30g,川牛膝 15g,骨碎补 15g,川续断 12g,杜仲 15g,全当归 15g,红花 9g,乳香 6g,没药 6g,茯苓 15g,银花藤 30g,甘草 9g。5 剂,日服 1 剂。药渣可趁热敷局部。

二诊:左膝关节已明显缩小,痛胀已显著好转。下肢感觉有力,饮食也较前增多。嘱上方续服 4 剂。

两周后,其家属来告知,病已痊愈。随访半年,未复发。

【案2】

张某,女,59 岁,1986 年 5 月 14 日初诊。自述:右膝关节肿胀疼痛已20 余天。

病史:20 日前右下肢摔伤一次,后右膝关节即逐渐肿大。经医院检查,诊为"滑囊炎"。经用抗感染、局部抽液治疗不效。曾抽液 4 次,每次抽液后至夜半则肿大如故,痛胀日显,下肢酸困乏力,活动困难。

检查:右膝关节肿大明显,触之有灼热感。患者形体尚好,精神可,脉弦细小数。舌暗红而润,苔根部白腻。血、尿常规无异常。

辨证与治法:诊为鹤膝风,乃由气郁血瘀、湿浊热邪下注,留于关节而成。治宜益肝肾祛湿活血清热。

处方:苍术 20g,黄柏 10g,薏苡仁 30g,川牛膝 15g,骨碎补 15g,续断12g,乳香 7g,没药 7g,全当归 15g,红花 9g,茯苓 15g,银花藤 45g,粉甘草9g。日服 1 剂。以药渣趁热敷局部。

二诊:患者服上方 6 剂,右膝关节肿大已明显消退,痛胀好转。原方续服 4 剂,肿消。2 个月后随访,患者一切甚好。

按:以上两例膝关节肿大患者均由创伤后引起,西医诊断为"滑囊炎"。经局部抽液、抗感染等治疗,而肿胀不退,且日渐加重。其所以经久不愈者,乃因患者年事已高,气血已衰,湿瘀热邪交阻,单靠抽液治疗无济也。对于"鹤膝风"之证治,古人有许多论述,如喻嘉言说:"鹤膝风,即风寒湿之痹于膝者也,如膝骨日大,上下肌肉日枯,且未可先治其膝,宜养气血……"《类证治裁》云:"鹤膝风多由足三阴经亏损,风邪乘之使然,治在活血荣筋,兼理风湿。"上述两例治方,曾以四妙汤为基础,在运脾祛湿清热活血的基础上,增加补益肝肾、养血活络之品,皆收到较为满意效果。

血 精 2 例

【案 1】

宋某,男,52 岁,干部,1982 年 2 月 18 日初诊。

主诉:夫妇同床血精已半年余。

病史:1981 年夏,曾发现一次小便中带血少许,当时未予注意。以后即发现夫妇同床血精,伴会阴部不适,肛门有坠胀感,时感头晕、乏力。曾经某医院泌尿科检查,诊为"精囊炎"。用中、西药物多方治疗不效。经他人介绍来此就诊。

检查:患者形体素健,神色尚可。脉细弦略数、两尺较旺,舌暗红而润,苔根部薄黄。血、尿常规化验未见异常。

辨证与治法:阴虚火旺、迫血妄行。治宜滋阴降火、化瘀止血。

处方:盐黄柏 9g,肥知母 12g,生地 30g,怀山药 20g 山萸肉 15g,云茯苓 12g,泽泻 12g,牡丹皮 12g,怀牛膝 15g,小蓟 30g,蒲公英 30g。5 剂。

二诊:服上方后,自觉前阴部不适感好转。嘱上方续服 6 剂。

三诊:自述近一周来未见血精,未眩晕,身体较前有力。嘱上方续服。此后以上方为基础,随症略有加减,但主方未变。共来门诊 6 次,服中药近 30 剂,诸症消失。后以知柏地黄丸缓调以巩固。半年后随访,患者一切甚好。

【案 2】

张某,男,27 岁,工人,1986 年 8 月 25 日初诊。

主诉:夫妇同床后血精已一年余。

病史:一年前,发现夫妇同床时血精,当时未注意。后来发现每次同床均有血精,并逐渐出现全身乏力,两侧少腹部痛胀、肛门坠胀不适等。经某医院泌尿科检查,诊断:①精囊炎;②慢性前列腺炎。曾用西药消炎止血等治疗半年余不效,又间服中药治疗,效果亦不明显。

检查:患者形体素健,精神可;脉弦稍大,两尺较旺,舌暗而瘀紫,苔根中薄黄而润。

辨证与治法:肾阴不足,相火偏旺,络伤血溢而病血精。治宜滋阴降火化瘀止血法。

处方:盐黄柏 10g,肥知母 12g,生地 15g,熟地 15g,怀山药 20g,山萸肉 15g,云茯苓 12g,建泽泻 10g,牡丹皮 12g,生白芍 15g,蒲公英 30g,小蓟 30g,台乌药 12g,甘草梢 6g。4 剂。

二诊:病情无明显变化。嘱续服上方 4 剂。

三诊:仍时有血精,诸症未减。再细询病史:患者近几个月来伴有遗精,每周常 1~2 次。遗精皆为血色。脉稍大,但重取少力。遗精不除,血精难愈,宜兼治之。上方减泽泻,加交通心肾涩精之品。

处方:生地 15g,熟地 15g,怀山药 20g,山萸肉 15g,云茯苓 12g,牡丹皮 12g,白芍 15g,莲子 15g,莲须 15g,芡实 30g,大蓟 15g,小蓟 15g,黄柏 10g,砂仁 5g,甘草 6g,琥珀(冲服)5g。6 剂。

四诊:一周来未遗精。少腹痛胀亦稍轻。仍以原方为基础,随症略有加减,嘱每周服药 4~5 剂。结合成药知柏地黄丸内服,每日 2 次。此后未再遗精,血精消失。患者来门诊 7 次,服中药 30 余剂。终止服汤药后,又续服知柏地黄丸 1 个月,病愈。

按:《素问·气厥论》谓:"胞移热于膀胱,则癃溺血。"《类证治裁·溺血》云:"房劳损肾,热注膀胱,故血随溺出。"至于夫妇同床出现之血精。方书未载,盖因此为隐曲之事,不便告人知故也。古人所论之溺血,当亦包括血精。细究血精之病因,多因房劳伤肾,阴精亏损,热邪乘虚入于精室,以致迫血妄行。上述两例治案,皆以知柏地黄汤加减出入,以益肾养阴降火化瘀止血而收效。所不同的是,案 1 病程较短一些,案 2 病程较长;同时案 2 尚伴有遗精、前列腺炎等病症。故在上方基础上合入"封髓丹",更加莲子、莲须、芡实、琥珀粉等,以增强补益脾肾涩精化瘀止血之力。由于药证相合,故均收到了较好效果。

四肢末端冷痛症 2 例

【案 1】

张某,男,50岁,干部,1984年10月5日初诊。

主诉:四肢末端冷麻疼痛已近2年。

病史:1982年11月开始,自觉两足趾时冷麻疼痛,初未介意。后来两手亦时冷痛。第二年春、夏症轻,入冬后又加重。近20天来两足趾冷痛又明显,有时夜间影响入寐。曾去某医院及北京等地检查,未确诊。服用中西药物治疗无效。

检查:患者神色尚可,饮食不常;两足背动脉搏动尚好,温度正常;寸口脉沉细无力,两尺尤弱。舌暗红而润。血、尿常规检查无异常。

辨证与治法:肾脾阳虚,不能温于四末,则肢端冷麻,加之寒湿侵袭,络脉痹阻,则冷痛加重。治宜温阳散结活血通络,方以当归四逆汤加味。

处方:当归15g,白芍12g,桂枝12g,细辛4g,木通6g,黄芪24g,熟地20g,川乌7g,甘草9g,大枣12枚(擘),生姜7大片。4剂。

二诊:服上药后两足趾冷痛减轻,夜得安寐,脉较前有力。嘱上方续服5剂。

三诊:两手指已不觉冷麻,足趾冷痛已显著减轻。夜睡两足已不觉冷。原方加鸡血藤30g,嘱再服5剂。患者来门诊5次,服中药近30剂,四肢端冷麻疼痛基本消失。后以金匮肾气丸续服以巩固之。随访半年未复发。

【案 2】

吴某,男,28岁,农民,1978年2月19日来诊。

主诉:两手冷麻时痛已4个月。

病史：1977 年冬，自觉两手指冷麻，遇冷更甚，皮色变紫，继则两足亦感觉冷(但皮色不变)。曾去某医院检查，诊为"雷诺病"用药治疗不效。

检查：患者素体健康，神色尚好。两手指呈紫红色，触之凉甚，脉沉细微弦略迟，舌暗紫而润。两足背动脉搏动良好。皮色、温度正常。

辨证与治法：肾阳不足，寒湿侵袭，血行瘀阻而为痹痛。治宜温阳祛寒活血通络，方以当归四逆汤合黄芪五物汤化裁。

处方：黄芪 24g，当归 20g，丹参 30g，赤芍 8g，白芍 8g，桂枝 12g，细辛 4g，木通 6g，海风藤 15g，僵蚕 12g，川乌(先煎)9g，甘草 12g，生姜 9 片，大枣(擘)12 枚。6 剂。

二诊：服药后两手冷麻感稍轻。嘱原方续服 10 剂。

三诊：自觉两手指轻松，皮色暗紫现象减少，触之已不觉冷，两足冷感消失。脉弦细已无迟象，舌质仍紫暗而润。原方加乳香 6g，没药 6g。续服 8 剂。

四诊：自述近十天来两手未变紫，冷麻疼痛基本消失。皮肤温度已正常。嘱续服原方 8~10 剂(可隔日 1 剂)以巩固之。

按：上述二例四肢末端冷麻疼痛，案 1 西医未确诊，案 2 诊为雷诺病。根据中医辨证，二者皆属于阳虚寒凝之"痹证"范畴。《素问·痹论》云："风寒湿三气杂至，合而为痹也……所谓痹者，各以其时重感于风寒湿之气也。"《伤寒论》351 条："手足厥寒，脉细欲绝者，当归四逆汤主之。"案 1 在当归四逆汤温阳散寒养血活血通络的基础上，更以黄芪、熟地益气补肾以助血行，川乌、生姜增强温阳散寒之力，药证相合，故收效甚捷。案 2，从临床证候看，不仅阳虚寒凝，且血瘀明显，故在温阳散寒活血通络的基础上，加重了化瘀药物，同时更加海风藤、僵蚕等祛风湿解痛通络之品，俾寒凝解，气血畅达，而手足厥寒等症可除。

夜半剧咳 2 例

【案 1】

张某,男,36 岁,工人,1980 年 8 月 3 日初诊。

主诉:咳嗽久不解已 40 余天。

病史:40 日前患感冒咳嗽,外感愈后而咳嗽不解,且逐渐加重。咳嗽呈规律性,每日晚 11 时左右开始,剧烈咳嗽至夜半一时方止。白天一如常人,唯感疲倦乏力。咳嗽发作时,胸憋闷呼吸困难,咳甚则欲呕,吐泡沫样痰。曾服用西药及中药治疗,症不减。

检查:患者素体健康,神色尚好。脉弦而缓,重取少力,苔白微腻,舌红润。血、尿常规及胸部拍片检查,均未见异常。

辨证与治法:肺脾素虚,痰湿内蕴,外感余邪与内湿相合,湿邪乘肺而为夜半剧咳。治宜肃肺化痰降逆止咳法。

处方:百部 12g,紫菀 10g,白前 9g,桔梗 9g,橘红 10g,半夏 12g,茯苓 15g,枳壳 10g,炙麻黄 4g,杏仁 10g,五味子 7g,甘草 6g。3 剂。

二诊:咳嗽较前轻,时间较前缩短(11 时咳嗽至 12 时即止)。嘱上方续服 3 剂。

三诊:夜半咳嗽已明显减轻,10 余分钟即过。患者甚喜。上方五味子改为 9g,续服 3 剂,病愈。

【案 2】

马,男,22 岁,某大学学生,1981 年 10 月初诊。

主诉:咳嗽久不解已 1 个月。

病史:患者 1 个月前,患感冒发热咳嗽,经治疗热退,而咳嗽不解。咳嗽呈规律性,每夜半后1时至2时剧热咳嗽,干咳少痰,咳甚则欲呕,伴胸胁阵痛。一小时后咳止,方可再入睡。经多方治疗不效,甚以为苦。

检查:患者发育一般,精神尚可;舌红少苔,脉细弦略数。其他各种检查均未发现异常。

辨证与治法:肺阴不足,余邪留恋,肝火犯肺,肃降失司。治宜养阴润肺化咳,佐清肝泻热之品。

处方:北沙参15g,麦冬12g,五味子6g,元参15g,百部12g,款冬花10g,炙杷叶12g,瓜蒌皮12g,黛蛤粉15g,薄荷6g,甘草7g。4剂。

二诊:服药一周,咳嗽明显好转,嘱续服原方3剂。咳止。后以养阴清肺丸续服一周,以巩固之。

按:咳嗽临床多见,而夜半定时剧咳者临证较少。案1病经40余天,考虑其素体健壮,舌苔白润、咳吐泡沫样稀痰,断其为肺脾失调,湿痰乘虚袭肺而咳。方以止嗽散、二陈汤、三拗汤三方化裁,以百部、紫菀、杏仁、桔梗、橘红肃肺化痰止咳;白前肃降肺气,重加半夏、茯苓以增强降逆和胃渗湿化痰之力,甘草缓中补虚,少加炙麻黄合五味子,一散一敛,以适应肺气之开阖。俾肺脾和调,邪去正安而咳止。案2病经1个月,根据其临床表现,诊断为阴虚余热留恋,肝火乘虚犯肺而为久咳。治以生脉散(沙参代党参)加元参补益气阴,百部、冬花、瓜蒌皮、炙杷叶润肺清热降逆止咳;薄荷、黛蛤粉辛凉宣散、清泻肝火;甘草和中。俾肺阴复,邪热除,肃降之令行,而咳嗽可解。

细究夜半定时剧咳之因,似与十二经气血循行有关,人体十二经脉之气血循行,始于手太阴肺经,终于足厥阴肝经,昼夜循行,如环无端。夜半1时至子夜后2时,为足少阳胆经、足厥阴肝经之经气偏旺,而手太阴肺经之经气偏虚。案1平素肝气偏盛,肺脾湿痰,外邪侵袭后痰湿留恋肺胃,当夜半阴寒气盛,肺之经气虚时,肝气乘胃侮肺,痰湿内助以和之,则为剧咳不已。案2平素肺之气阴不足,外感后邪热留恋,剧咳时间为子夜后1~2时,较案1为晚,但此时肺之经气亦虚盛,肝火乘虚犯肺,而为夜半后定时剧咳。上述二例患者的平素体质、临床症状不尽相同,一为肺脾湿痰,一为阴虚邪热留恋,其肝气、肝火乘虚犯肺而为定时剧咳则属一致。因本病证临床较少见,故一并治之。

术后痼疾治验2例

一、外科术后伤口久不愈合

张某,女,56岁,家庭妇女。1975年4月因患左肩胛下纤维瘤入院。入院行手术切除。术后4个月伤口不能愈合,于8月23日就诊中医。症见形体素虚,面色萎黄,精神委顿。左肩胛下伤口长约10cm,内有一窦道,流稀灰色分泌物。自诉术后已120余天,曾行第二次手术(清创),但至今仍未收口。疼痛夜甚,睡眠差,不思饮食,心悸,乏力。舌苔根中薄腻,前半部红润无苔,脉细微弦略数。此乃脾胃虚弱,健运失司,术后气阴两伤,邪毒留恋,无以托毒生肌。治拟健脾和胃、养阴、补托生肌法。处方:生黄芪24g,当归、白术、红花、陈皮各9g,生苡仁、石斛各20g,怀山药15g,党参、花粉各12g,金银花18g,5剂,日1剂煎服。

复诊:伤口痛轻,分泌物减,饮食稍增,续服5剂。

三诊:饮食明显增多,精神佳,伤口有新生肉芽,换药后可见新鲜血液。以上方为基础,随证略加减,服药20剂后,伤口大部愈合,窦道尚不足2cm。续服上方(隔日1剂)观察一周,病愈出院。

按:外科疾患,凡伤口(或疮口)分泌物清稀,久不愈合者,多为中阳失健,气阴两虚,无以托毒生肌。治必补益气阴,补托生肌方可取效。

二、外科术后并发久痢

张某,男,60岁,农民。1986年11月10日初诊。两个月前患肠梗阻,急诊入某医院外科手术。术后4天患下痢,住院治疗3周,泻痢次数略减,但伤口未愈合,要求出院。出院后续服消炎止泻药,泻痢终未止,饮食日减,卧床不起而求治中医。症见面色萎黄,形消,精神萎靡。据云腹泻日夜十数次,时夹脓血,咳嗽用力大便即出,腹泻常不自觉,腹痛,里急后重;腹部伤口不断流出清稀分泌物,舌暗而瘀紫、舌苔根部滑腻,脉细微弦。实验室检查:白细胞 $7500/mm^3$,中性粒细胞 80%;粪检:白细胞(++)。此乃中阳素虚,健运失司,术后感泻痢,正虚邪恋,湿瘀交阻于下焦。治拟行气和血,温通导滞,敛散兼施。处方:白芍 20g,木香 9g,苡仁 30g,当归、茯苓各 15g,厚朴、党参各 12g,黄连、干姜、制附子各 5g,大黄炭 4g,罂粟壳 8g,甘草 7g,3 剂,日服 1 剂。

二诊:服后腹痛及重坠感好转,腹泻已减为日 2~3 次,可进少量米粥。上方续 3 剂。

三诊:腹泻已止,伤口亦接近愈合。舌转红润、根部腻苔已退。惟饮食较少,乏力。上方减附子、大黄炭、罂粟壳,厚朴改为 9g,更加怀山药 20g,焦三仙各 9g,此后饮食增多,伤口逐渐愈合,病告痊愈。

按:本例由于泻痢日久,饮食日减,至伤口久不能愈合。据患者虚实夹杂,寒热互见,以扶正祛邪,寒热并用,疏敛兼施法治之。方用芍药汤合真人养脏汤加减三诊而效。

偏头不汗 1 例

李某,男,32 岁,工人,于 1962 年 4 月 8 日,由针灸科介绍来内科治疗。

主诉:偏头不汗,已 3 个月余,由春节感冒后患此。发觉后即各处诊治,效不显。现在除患侧有干燥感和时有轻度疼痛外,别无所苦。否认其他病史。

现症及体征:患者面色红润,精神尚好,营养中等,头面部右侧不断汗出,左侧点滴全无,正好以鼻准为界。饮食尚好,二便正常。脉细弦略兼紧数,舌苔薄白而润,质淡红。血压 17/11kPa。

辨证治法:症得之外感之后,正气先伤,余邪留滞,络脉痹阻,玄府不通。治宜通窍活血、疏风宣络,师"通窍活血汤"化裁之。

处方:川芎 9g,赤芍 9g,红花 6g,地龙 6g,僵蚕 9g,菊花 9g,葱白头 3 块,生姜 6g,甘草 6g,大枣 5 枚,麝香(包煎后下)0.2g。引用白酒二小杯(代黄酒),先饮酒后服药。3 剂。

二诊(4 月 11 日):自述服上药后,左侧的干燥感轻,余无变化。脉象仍兼紧涩,原方加白附子 6g,服 3 剂。

三诊(4 月 16 日):自述左侧已见汗出,但不如右侧多,其他无异常。脉、舌象如前,原方增白附子 9g,继服 3 剂。

四诊(4 月 26 日):自述服上药后,现在两侧汗出已近平,唯项间少汗。脉细弦缓,原方减白附子 3g,嘱再服 3 剂。患者共服中药 12 剂,一切都恢复了正常。

按:《素问·生气通天论》云"汗出偏沮,使人偏枯",此乃指半身不汗而言,至于偏头不汗,《经》未论及,后世方书对此症的记载亦较少。毫无疑问,此症较之"汗出偏沮"者为轻,当不致有"偏枯"的后果。头为诸阳之会，惟风邪受之，此症得于外感之后，必正气先伤，余邪留滞，或再受外伤侵袭，局部之脉络偏阻，孔窍不通，汗无由泄。正因为一侧无汗，相对显得另一侧的汗反多。这种由于络脉痹阻而形成的偏头不汗症，个人认为当列入"痹证"的范畴。

古人云"治风先治血"。王清任先生创立通窍活血汤以治"头面四肢周身血管血瘀之症。"今师其意，更加疏风宣络药。方以川芎、赤芍、红花、麝香等通窍活血；地龙引经通络；僵蚕、白附子、菊花理头面之游风而祛痰滞；合姜、葱以通阳达表，枣、草缓中助药上达。药证相合，故收效甚速。

肝病腹水 1 例

孙某,男,40岁,农民,1985年12月4日初诊。

主诉:腹满胀、腹水加重已2个月。

病史:2个月前发现脘腹满胀、乏力,继而出现腹水,急入医院治疗。查肝功能:麝香草酚浊度9.5单位,锌浊度15.2单位,转氨酶、黄疸指数均在正常范围,血清总蛋白47g/L,白蛋白22g/L,球蛋白25g/L。HBSAg阳性。诊为肝硬化腹水。住院治疗月余,腹仍胀大如鼓,不能进食,乃出院。出院后护送来此诊治。

患者面色晦暗,形体消瘦,腹胀大,腹水明显,下肢浮肿。自述小便短少,服西药利尿药效果亦不显,大便溏而欲解不畅,不思饮食,(日进食约60g),食后腹胀满更甚,脉细微弦,重取无力,舌红润,苔根中薄腻而燥。

辩证分析:久病脾肾两虚,肝郁气滞,健运功能失司,湿浊毒邪逗留,三焦气化不利而成臌胀。乃正虚邪实之危重症,治颇棘手。

治法:先与健脾疏肝、利水和血,观其变化。

处方:生黄芪30g,太子参15g,白术15g,茯苓30g,泽泻30g,冬瓜皮30g,丹参20g,何首乌20g,炒莱菔子18g,广郁金12g,广佛手12g,白花蛇舌草30g,甘草9g。6剂。日服1剂。

二诊:服上方后腹满胀略减,饮食较前稍多。唯小便仍少。原方减何首乌,加车前子30g,薏苡仁30g,白芍12g,当归12g,柚葫芦1个(切碎)。水煎,分3次服,日1剂。

三诊:患者连服上方14剂,小便增多,腹满胀明显减轻。嘱上方续服,每周3~4剂。并处散剂方间服以缓图之。

处方:生黄芪60g,党参30g,白术30g,茯苓45g,泽泻60g,当归30g,白芍30g,柴胡18g,佛手30g,炒莱菔子30g,焦山楂90g,焦麦芽90g,焦神曲 90g，败酱草 60g，草河车 30g，甘草 20g。共为粗末，分为 18 包，每服一包，纱布包煎，日服 1~2 次（服中药汤剂时每日加服散剂一包；停服汤剂时，散剂日服二包）。

此后以上方为基础，随症略有加减，但主方未变。门诊治疗 5 个多月，服中药 100 余剂，散剂方 6 料。腹水消失，饮食增多，面色润泽，身体自觉有力。三次复查肝功能皆正常，血清总蛋白 77g/L，白蛋白 47g/L，球蛋白 30g/L，HBSAg 两次检查阴性。已能参加一些轻体力劳动。半年后随访，患者自觉甚好。

按：本病肝硬化腹水，由乙型肝炎引起。由于未能及时发现治疗，加之农活劳累，以致病情发展至危重阶段。根据患者腹水、低蛋白血症，采取补消兼施之治。方中重用黄芪、参、术、苓、草益可健脾，复其中阳，丹参、当归、白芍养血活血；佛手、郁金、炒莱菔子理气解郁疏肝；在益气健脾疏肝和血的基础上，参以大剂利水药，俾气运水行，而胀满可解。另据乙型肝炎病毒存在这一客观事实，方中加入白花蛇舌草、败酱草、草河车等清热解毒之品，以祛其血中隐伏之毒邪。慢性重病宜缓图，病稍好转，中药汤剂则改为每周 3~4 剂；并配散剂长期调治。由于医患密切配合，坚持较长时间的中药治疗，终于使危重患者逐渐康复。

经 期 昏 厥

王某，女，31岁，工人，1986年2月20日初诊，其母代述病史。几年前上夜班时受惊后，经常做恶梦，头昏、乏力、整日欲寐。近半年来昏厥数次，每次昏厥均发生在月经来潮期间（多在月经来第二天）。发病时昏不识人，时有大小便失控。在某医院做脑电图、神经系统等各方面检查，均未发现异常。曾服中西药物治疗罔效。

现症：患者面色萎黄少华，精神萎靡，食少、乏力、健忘、头昏沉、嗜睡、多梦。诊脉虚弦、右关稍旺，舌暗淡、少苔、舌体稍胖。

辨证：病得于大惊之后，且每次昏厥与月经来潮有关，惊恐伤肾。乃肾气亏虚，冲任受损，累及奇经。拟补益肾阴肾阳，调补奇经。

处分：大熟地24g，巴戟天、杜仲、白芍、鹿角霜各12g，山药、生龙骨各20g，萸肉、枸杞果、茯苓各15g，桂枝7g，生牡蛎30g，石菖蒲10g，远志9g，甘草6g。4剂，水煎服。

3月25日二诊，头昏沉、乏力等症较前稍轻。上方白芍改为15g，续服5剂。另配制药酒服之。

药酒处方：生熟地、山药、枸杞子、茯苓、麦冬、远志各30g，白晒参10g（另研粉兑入），五味子20g，枣仁40g，鹿茸3g（另研粉兑入），白葡萄酒1kg。上药水煎二次，浓缩至200ml，与参茸粉一起入酒内。置阴冷处，每服一小杯，日三次。服后诸症减轻，基础方随证加减观察治疗三月余，药酒方二料，经期昏厥未再发作。

薪火传承

吕奎杰学术思想钩玄

吕奎杰主任医师，河北省沧县人。幼年随伯父、舅父学医，后求教于本县名医任寿轩、张仁镜。1947年开始行医。1956年考入河北省中医进修学校学习，1958年考入北京中医学院教学研究班学习，曾亲聆已故名医秦伯未、任应秋等教诲。1959年底结业后到河北中医学院任教，1962年调河北中医研究院附属医院（保定地区医院前身，现名河北省中医药科学院附属医院）工作，1985年调沧州地区中医院工作。先后担任保定地区医院中医科主任、保定地区中医学会副理事长兼内科分会主委、河北省中医学会理事、《河北中医》杂志社编委、沧州地区中医学会副理事长、张锡纯学术思想研究会会长等职。

吕老在治学上推崇张仲景、李东垣及近代名医张锡纯，主张师古而不泥古，擅治内科杂病，尤以脾胃病、肝肾病及心血管疾病见长。先后在国内医学刊物上发表学术论文30余篇。著有《诊余随笔》一书。现将吕老的学术思想及临床经验介绍一二，以飨同道。

1. 调脾胃善用仲景方

吕老常引章虚谷之论："升降之机者，在于脾土之健运。"（《医门棒喝》）他认为，人体之气血升降，关键在于脾阳之健运。脾阳健运则后天得养，气机升降正常，疾病可减少发生。因此调治慢性疾病应时刻着眼于顾护脾胃。吕老临床喜用仲景之厚朴生姜半夏甘草人参汤，谓此方能和脾阳益胃阴，为调理脾胃病的第一良方。凡脾胃受伤而引起之脘腹胀满、胃虚呕吐、痞满不食，或伴有肠鸣泄泻等症，皆可主以是方。本方重用辛温苦降破气散结之厚朴，同人参、甘草、生姜等伍用，则扶正祛邪兼顾。叶天士曾谓："厚朴多用则破气，少用则通阳。"湿温患者气郁湿滞，需用厚朴时，用量宜小，取其理气化湿以通阳之意；若中阳失健，浊阴逆上之脘腹胀满，厚朴又宜重用，取其辛温苦降以破阴散结之意。仲景厚朴生姜半夏甘草人参汤，厚朴用量为半斤。吕老用此方时，厚朴常用量为15g，且恐其力不逮，复加辛苦微温气香之佛手以助之，用后效果甚好。根据病情，有时与仲景五种泻心汤化裁合用，时而与旋覆代赭汤加减变化，做到因人因症而施。

如治王某，男，55岁，病脘腹胀满已2个月余，呕吐2周，曾用多种药物治疗不效。现症：脘腹满胀，食后益甚。下午及晚间明显，呕吐每日1~2次，吐出物多为痰液，时伴有食物残渣，大便溏，诊脉双弦，苔白滑腻。辨证为中阳不足，健运无权，浊阴不降，冲胃之气上逆，治以厚朴生姜半夏甘草人参汤合旋覆代赭汤化裁。药用：厚朴15g，佛手12g，半夏15g，党参12g，旋覆花12g，代赭石20g，干姜5g，黄连4g，茯苓15g，生姜9大片。服上方3剂，呕吐止，脘腹胀满明显好转，续以上方加减，共服药8剂，病愈。

2. 降冲逆师崇寿甫法

冲脉乃奇经八脉之一，源出《素问·骨空论》："冲脉者，起于气街，并少阴之经，夹脐上行……"《难经·二十九难》云："冲之为病，逆气而里急。"继《内经》《难经》之后，对于冲脉之气为病，有所探究和发挥者，当首推近代名医张锡纯先生。如说："冲气上冲之病甚多，而医者识其病者甚少，即或能识此病，亦不能洞悉其病因，而施以相当之治收敛，而有上冲之弊。况冲脉之上系原属阳明胃府，因冲气上冲，胃府之气亦失其息息下行之常，或亦转而上逆……盖冲气上冲之证，固由于肾脏之虚，亦多由肝气恣横，素性多怒之人，其肝气之暴发，更助冲胃之气上逆……治此证者，宜以敛冲镇冲为主，而已降胃平肝之药佐之。"

张氏之论，探微索隐，发前人所未发，吕老对此深为折服，常引以上论点启导后学，并认为，在临床上冲气为病患者极为常见，如眩晕、头胀、呃逆频频、呕吐，甚者胸胁胀痛，喘息，昏仆厥逆等。凡诊脉弦大而劲，或沉弦略数两关前旺者，多系冲气为病。在治法上，宜着眼于镇冲敛冲平肝，兼肾虚者并宜加入纳冲之品。药如代赭石、龙骨、牡蛎、半夏、苏子、白芍、芡实、五味子等，可在辨证处方中随宜加入。俾其冲气敛降，气火下行，而诸症自可缓解。

曾治患者王某，男，62岁，1975年10月因脑血管意外入院治疗，入院后确诊为脑出血。住院2天，应患者家属要求，结合中药治疗。诊见患者面赤气粗，呈半昏迷状态，血压25/16.5kPa，右侧肢体瘫痪，口角向左歪，脉弦大而数，两寸滑，苔黄而燥，舌质红绛。辨证为阴虚阳亢、冲气逆上、风阳夹痰热上扰而蒙蔽清窍，予镇肝熄风汤加减。药用：代赭石30g，怀牛膝30g，生龙骨20g，生牡蛎30g，龟甲24g，玄参15g，白芍15g，丹皮15g，天冬12g，川楝子9g，钩藤15g，胆草6g，甘草5g。另予安宫牛黄丸1丸水化服。服药2剂，患者神志已清醒，血压亦渐趋下降。续以上方加减，服药20剂，显著好转出院。

又如治患者刘某，男，45岁，病外感20余日不解，恶风，周身拘紧不适，时汗出乏力，伴头晕、头胀，时而喘促等症。曾用中西药物治疗不效，就诊于吕老，诊其脉弦大重取少力，苔薄白舌红润。辨证为素体肾虚，外感后正虚邪恋，冲气不敛，处与柴胡桂枝汤加龙骨20g、牡蛎30g、五味子9g，服药2剂，病愈。

3. 疗心疾喜用生脉散加味

生脉散首见于《备急千金要方》，原为治热伤元气、阴津大伤、气短倦怠、多汗口渴之常用方。由于本方组方严谨，配伍适当，疗效显著，所以深受历代医家的重视。清·吴仪洛在《成方切用》中对此方解释说："肺主气，肺气旺则四脏之气皆旺……盖心主血脉，而百脉皆朝于肺，补肺清心，则气充而脉复，故曰复脉。"由此可见，凡心血管疾病，见气阴耗伤者，当以此方为首选。吕老认为，心血管疾病多本虚标实，虚实夹杂，以气阴两伤者居多。心脏之气阴耗伤，则脉络失养，又多兼有血瘀气郁，痰浊痹阻胸阳。在临床上如冠心病、风心病、肺心病合并心衰等，常见有气阴两虚，血瘀气郁、痰浊痹阻之证型，甚则可见全身肿胀。其脉多细弦数或弦而略数，舌暗红甚则瘀紫，苔薄或薄黄腻。治此类病症，总以益气养阴活血通阳为主，根据其兼症之不同，或佐以大剂淡渗利湿清热之品；或辅以理气温通之品。要因人因症而施，务求恰中病情。

吕老临床曾治患者案例，详见本书"经验体会——益气养阴活血法——二、风心病心衰伴两下肢深部静脉炎"。

4. 医肾病每用双向调节法

肾病，这里所指为慢性肾炎蛋白尿久不消除，水肿反复出现，以及肾脏慢性炎症引起的肾盂积水等症。本病属于疑难病症之一，其病机矛盾复杂，病理变化常呈现两极性差异。吕老根据《内经》中"阴阳反他，治在权衡相夺"之论，对本病采用双向调节、分阶段方随证变的治疗方法。所谓双向调节治法,即根据患者病情的寒热互见、正虚邪实、升降紊乱、阴阳两虚等而采用寒热并用,阴阳互调或升降两行,扶正祛邪兼顾等。如补肾固精利水、益气健脾活血等法。分阶段方随证变,即当病情处于相对稳定阶段(无继发感染及水肿),予以大剂的益气补肾固精为主,辅以化瘀利湿之品;当水肿明显时,则改用大剂温阳行气利水,根据病情酌加黄芪、白术等益气健脾等药;当继发感染明显时,则及时应用清热利湿解毒药以控制感染。吕老曾拟定一基本处方:生黄芪 25~50g,当归 12~15g,丹参 30g,益母草 20~30g,石韦 15g,泽泻 12~15g,怀山药 30g,淫羊藿 15g,桑寄生 20~30g,五味子 10g,桑螵蛸 20~30g,蝉蜕 7~9g,黑大豆 30g。

此方适宜在病情稳定阶段服用。兼肾阴虚者加生地、熟地、女贞子;偏阳虚者酌加附子、巴戟;脾虚湿滞加白术、薏苡仁;血压偏高者,黄芪用小量,桑寄生用大量,再加怀牛膝、生牡蛎。以上述方法治疗慢性肾病 20余例,效果都比较满意。

如治患者张某,男,52 岁,患肾病型肾炎近 1 年,在天津某医院住院治疗半年余,曾用大量激素,尿蛋白一度下降,继而又上升,浮肿反复发作,久治不效乃出院回沧州治疗。后来门诊请吕老治疗,当时查尿蛋白(+++),血总蛋白 46g/L。患者自述腰膝疲软乏力、头晕、易汗出,饮食尚可。诊脉弦稍大重取少力,苔薄微腻,舌质暗红而润。辨证为病久肾脾亏虚,气阴两伤,闭藏失职。处以上方。黄芪用量常在 40~50g,熟地、黄精、芡实时而加入。治疗期间有热象时加蒲公英、黄芩或白花蛇舌草;胃纳不佳时加陈皮、焦三仙(焦山楂、焦麦芽、焦神曲)。患者共服 100 余剂,尿蛋白逐渐减少,最后消失,血总蛋白持续在 60~68g/L,自觉症状完全消失,随访 3 年,患者一切甚好。

以上仅是吕老学术思想及诊疗经验之点滴,由于我们的水平及篇幅所限,很难整理反映出吕老的学术思想全貌,只能在其丰富的医疗经验中,摘其一二,不当之处,尚希同道指正。

(注:此文作者吕国林、杨玉新,发表于《河北中医》杂志 1993 年第 15 卷第 3 期。)

吕奎杰谈临床辨证与选药组方

吕奎杰老中医在临床诊病辨证中,组方用药十分严谨认真,对辨证论治,组方选用药物有一套独到的理论见解。整理如下:

吕老认为讲辨证并不否认辨病,祖国医学既重视辨证,也直视辨病。仲景《伤寒论》和《金匮要略》,都是先辨病而后辨证,如"辨太阳病脉证并治",辨太阳病是"辨病",而辨桂枝汤证或麻黄汤证,就是辨证。又如第六条:"太阳病,发热而渴,不恶寒者,为温病",这也是辨病,是伤寒与温病之辨。从《伤寒论》和《金匮要略》两书的立论来看,《伤寒论》重在辨证,按证候用药;《金匮要略》则重在辨病,专病专方。但二者又多互相联系,成为不可分割之一体。一般来讲,"病不变而证常变,病有定而证无定",是故诊病较易而辨证较难。从临床实际看,辨证论治,按证候用药,更具普遍性。

辨证论治是祖国医学的特点之一。辨证,就是辨别分析认识疾病的证候,辨证和论治是不可分割的一个整体。辨证是决定治疗的前提和依据,论治则是根据辨证的结论确定相应的治疗法则。只有辨证准确,立法选药组方适当,才能收到预期的治疗效果。那么,怎样才能做到辨证准确和选药组方适当呢? 这就涉及如何掌握临床辨证要点,和依据脉证来选药组方的问题。现结合临床体会,简要讨论一下这两个问题。

一、掌握临床辨证要点

(一)从神色和局部症状上辨虚实寒热

1. 神色

患者的精神色泽,是测知虚实的第一步。目光有神而面色润泽,是正气内充的外在表现,病情虽暂时稍重,但易于康复。精神萎靡,面色苍黄不泽,甚或晦暗、黧黑,则属正气内夺、邪实正虚之候,在治疗上比较棘手。

2. 局部症状

(1)二便情况:反应机体内部的寒热虚实比较确切。小便短赤,有灼热感,气味臭,或尿频、尿急、尿灼痛者,多属热属实;小便清长或遗尿不禁者,多属寒属虚。大便燥结(先燥后溏除外),或腹泻稀便而气味恶臭,肛门有灼热感者,多属热属实;大便稀溏,或完谷不化而气味腥者,多属寒属虚。

(2)胸胁脘腹各部情况:一般是疼痛拒按,喜凉恶热者,多属热属实,疼痛喜温喜按者,多属寒属虚。腹满胀经常性者,证多属实;腹满胀而呈阵发性者,证多属虚。其他如呼吸的气粗(多实)或气微(多虚),以及新病(多实)和久病(多虚)等,都应该有机地联系起来。

(二)从脉、舌象上辨虚实寒热

1. 脉象

就脉象虚实而论,一般是虚脉主虚病。《脉经》云"迟大而软,按之不足"为虚。《中医学基础》云虚脉"为无力脉的总称"。吕老体会,脉象无论是弦、大或细,凡中取即空虚无力者,都属于正虚的表现。脉虚大或虚弦,舌苔白滑者,多属气虚;脉虚细兼数,舌红少苔或无苔,则又属阴虚。若脉象濡细,舌苔厚腻,而体质尚好者,应考虑是湿邪为患。实脉主实证,张景岳云:"实脉,邪气实也,举按皆强,鼓动有力。"《中医学基础》云,实脉"为有力脉之总称"。吕老体会,脉象无论弦、大或细,凡中取、重取皆有力者,都属于气分郁结之候。兼舌质红者,为内有实热;兼舌质紫暗或瘀斑者,属气郁血瘀;脉沉实而舌苔厚腻者,为气郁兼痰浊。

2. 舌象

望舌质可以诊察脏腑的虚实寒热和气血盛衰,看舌苔可以诊察病邪深浅、性质及胃气的盛衰。但二者应密切结合起来分析判断。如舌红主热。若舌红无苔,则属阴虚内热;舌红或绛而舌苔厚腻者,又属于湿热内盛。舌淡白主虚主寒。若舌淡体胖而苔厚者,则属肾脾阳虚兼有湿邪;舌质胖嫩边有齿痕者,多属气虚或气血两亏。舌质紫暗或有瘀斑、瘀点者,主血瘀;若兼见舌苔厚腻者,则又属血瘀兼痰浊。舌上有苔示有胃气,少苔或无苔,则属于正虚或胃气已伤。

望舌质、舌苔,还应和全身症状、体征结合起来。患者形瘦神疲,外证一派虚象,而舌红苔厚者,则表示正虚邪实;形体丰腴,而舌体胖大边有齿痕者,多属于形盛气虚。

二、根据脉证来选药组方

结合临床实践,就以下十个方面的问题,分别加以讨论。

(一)什么情况重用理气药

理气药可分为行气和降气两大类。

行气药适用于气滞证,降气药适用于气逆证。依据什么脉证来重用理气药呢? 据吕老体会,重用理气药物,应掌握两点:一是脉象沉取有力,《四言脉诀》云,“下手脉沉,便知是气”。二是有气滞症状。具有上述脉证者,理气药物可以多用、重用。其中尤以脉诊更为重要,患者主诉有气滞症状,但脉象不实,舌质胖嫩者,理气药物宜少用,或与扶正治法结合应用。

气滞证(或称气郁证),有偏热、偏寒或夹湿之分,因此应用理气药也应有所选择。气郁偏热(如脉沉弦略数,舌红等)者,可选用理气性凉类药物组方,如川楝子、枳壳、枳实、郁金、柴胡等。气郁化热易伤阴,因此常与平肝养阴治法配合应用。气滞偏寒(如脉沉弦、迟,舌苔白滑等)者,可选用理气性温(或性热)类药物组方,如乌药、厚朴、吴茱萸、砂仁之类。气滞兼寒,易致脾阳失健,胃气失和,因此又常与健脾和胃治法配合运用。气滞夹湿(如有气滞症状,舌苔厚腻等)者,可选用理气祛湿药物为主组方,如厚朴、椰片、香橼、白蔻、藿香等。气郁湿阻易困脾阳,因此,用理气化湿药物又常和健脾利湿法配合应用。

(二)什么情况重用活血化瘀药

活血化瘀药物,主要适用于血瘀证。临床应用活血化瘀药物,应从局部症状、体征和脉象、舌象等方面来确定。

1. 症状和体征

如局部肿痛,痛点固定不移,或痛如锥刺,腹部有癥积、痞块等。

2. 舌象与脉象

如舌质紫暗、边有瘀斑或瘀点;脉象沉弦或沉涩等。具有血瘀症状和体征、体质较好者,活血化瘀药物可多用重用。

应用活血化瘀法,一般常和其他治法结合应用,这是因为:瘀血虽是一个单独的病理因素,但形成瘀血的原因很复杂,诸如气滞、气虚、寒凝、热结、痰浊等,均可导致血瘀。因此,临床必须按照瘀血的不同成因和症状特点,在活血化瘀的基础上配合应用其他治法,才能切合病情,提高疗效。如:①气滞血瘀者,用行气活血法。若瘀血内阻胸膈,见胸胁痛固定不移,或兼胸闷、头痛、睡眠不好,舌质紫暗,脉象沉细弦者,常用血府逐瘀汤,活血化瘀兼疏肝理气。②气虚血瘀者,用益气活血法。补阳还五汤最为适宜,适用于中风偏瘫患者,以舌质暗红而润、苔薄白、脉虚弦者。③阳虚寒凝血瘀者,用温经活血法。常用方剂如少腹逐瘀汤,适用于妇女下元寒虚,瘀血阻于胞宫,症见行经腹痛,久不受孕,脉沉弦或沉涩,舌质紫暗而润者。④湿热蕴结,瘀血阻络疼痛者,用清化湿热活血通络法,吕老常用消炎通脉合剂(临床经验方:由银花藤、元参、当归、赤芍、川芎、桃仁、红花、川牛膝、防己、青风藤、甘草等组成),治疗血栓闭塞性脉管炎和血栓性静脉炎,常取得较好的效果。

吕某,女,34岁,干部,1978年10月初诊。患者两下肢肿胀沉痛,活动困难已两周,经外科检查,诊为深部静脉炎。曾用青霉素、热敷等治疗不见好转,乃转来中医治疗。患者精神体质尚好。

检查:两下肢膝关节下明显增粗,小腿部较前粗约1cm,触之有灼热感,按之凹陷,脉沉弦略数,苔薄腻微黄,舌质紫暗边有瘀斑。诊为湿热毒邪下注,痹阻络脉,治宜活血化瘀,解毒祛湿通络。

处方:银花藤60g,元参24g,当归24g,赤芍15g,桃仁12g,红花10g,泽兰24g,牛膝15g,防己12g,连翘18g,络石藤18g,甘草12g。日服1剂。

服药4剂后,下肢肿胀明显减轻,续服上方15剂(8剂后银花藤改为45g,减连翘),两下肢肿胀基本消退。

(三)什么情况重用潜镇药

肝阳上亢证用潜阳重镇药物治疗,如生龙骨、生牡蛎、石决明、珍珠母、磁石、代赭石之类。临床重用潜镇药物的指征如下:

(1)有肝阳偏亢的脉、舌象,即脉数或弦大略数,舌质偏红者。有头痛头胀、眩晕、心烦易怒、睡眠不好等阳亢症状者。具有上述脉证的患者,潜镇药物可以多用、重用。

（2）有些患者虽有血压偏高，头痛眩晕等阳亢症状，但脉象沉细无力，潜镇药物宜少用或不用。临床运用潜镇药物，常和养阴平肝息风宁神等治法结合起来。

王某，男，48岁，工人，1977年5月来院就诊。自述头痛头胀、眩晕、心烦，睡眠不好，胸憋闷不适，病经40余天。血压22.7/14.7kPa。脉弦大略数，寸滑，舌红，苔薄腻微黄。诊为肝肾阴虚、肝阳偏亢，治宜潜镇肝阳育阴清热法。

处方：代赭石24g，生龙骨21g，生牡蛎30g，元参15g，白芍15g，钩藤15g，龙胆草9g，茺蔚子15g，泽泻12g，丹皮12g，生麦芽12g。

服上方4剂后，自觉头痛胀、眩晕等症明显减轻。原方龙胆草改为6g，续服14剂，自觉症状基本消失。血压稳定在18.7/12.5kPa。

（四）关于养阴清热药的应用

养阴清热药主要用于阴虚内热患者。养阴清热治法，临床较常用，有养阴凉血、育阴潜阳、甘淡养阴等。就以上几种治法而言，虽然都有养阴清热功用，但由于证候类型不同，因之在选药组方上也不一样；生地、元参、女贞子、寸冬等，是比较常用的养阴药，但阴虚兼湿热患者不宜用。阴津已伤，湿热留恋，唯有甘淡养阴，兼清化湿热。

甘淡养阴法是以甘淡性平药物为主组方，如北沙参、石斛、白芍、玉竹、生山药等，养阴而不滋腻。临床应用这一治法，常用于以下两个方面的病证：①阴虚湿热证。阴津已伤，湿热不退，症见形体消瘦，低热（或高热），手足心热，舌红（或绛），苔黄腻，脉濡数或细数等。②阴虚泻痢。泻痢不止，症见舌红光无苔，脉象细数等。上述病证，治宜大剂甘淡养阴佐以清化湿热。

吕老临床曾治患者案例，详见本书"医案选粹——内科急症4例案2"。

（五）怎样运用补气方药

补气方药，主要应用于气虚证。药物如黄芪、党参（或人参）、白术、甘草等。方剂如四君子汤、补中益气汤等。临床应用补气方药，在辨证上应注意以下两点：一是要有气虚的脉、舌象，如脉象虚大、虚弦或虚细，舌质淡而胖嫩，舌苔薄白而润等；二是要有气虚的临床症状，如气短懒言、倦怠乏力、自汗、大便稀溏等。以上二者尤以舌诊、脉诊更为重要。若患者舌苔厚腻，虽有气短乏力、自汗等症，亦不可骤用补气方药，以免助邪贻患。古人有"用补药必兼泻邪，邪去则补药得力"之说。因此，运用补气方药的要求是补而不滞。

刘某，男，31岁，干部。1975年9月来院就诊。患者主症为气短、倦怠乏力，大便溏薄，日3~4次，食欲不振，脉象濡细，舌苔厚腻，质红润。诊为脾虚湿困，运化无权，治宜运脾化湿。

处方：藿香梗12g，厚朴6g，半夏9g，茯苓15g，泽泻9g，苍术12g，扁豆15g，佛手9g，黄连须4.5g，甘草3g。3剂。

患者服药后，短气乏力好转，腹泻明显减轻，续服3剂，病愈。

（六）怎样运用祛湿方药

祛湿方药主要适用于湿浊内停之证。其临床主要表现为胸脘痞闷、纳呆、肢体困重、舌苔厚腻等。其中以舌苔厚腻为辨别湿盛的着眼点。治法宜侧重于祛湿。

湿浊内停，有湿胜于热、热胜于湿或湿热并重等不同。湿胜于热者，舌苔多白厚而润，治法宜芳香行气化湿或苦温燥湿，方如藿香正气散、藿朴夏苓汤、平胃散等，可加减选用。热胜于湿者，舌质必红（或绛），舌苔多黄腻，治法宜清热解毒利湿或清化湿热，代表方如"三仁汤"（《温病条辨》）、白虎加苍术汤等，可化裁选用。湿热并重者，治法宜清热祛湿与芳香化湿并用，方如甘露消毒丹之类，可加减选用。

具体到某些疾病，在选药组方上又有所不同。例如慢性胃病患者，症见脘腹痛胀不适，而舌苔厚腻者，在选用理气和胃化湿药时，吕老体会，以厚朴、佛手、香橼、榔片、半夏、茯苓等为基础组方较好。气郁偏热者，可酌加木通、黄连、大黄炭之类；气郁偏寒湿者，可酌加白术、砂仁（或草蔻）、干姜之类；兼血瘀明显者（如舌质紫暗、瘀斑、固定部位刺痛等），在应用行气化湿药物的同时，宜再加活血化瘀之品，如丹参、蒲黄、五灵脂等可随宜加入。

刘某，男，44岁，工人，1975年10月来院就诊。自述胃部痛胀加重已20天，打嗝泛酸，时而欲呕。既往有溃疡病病史。脉沉细弦略数，舌苔厚腻罩黄，质暗红。诊为肝郁气滞，湿热中阻，胃失和降（属气郁偏热夹湿），治以疏肝和胃化湿清热法。

处方：川朴12g，佛手12g，香橼2g，半夏9g，茯苓15g，木通6g，大黄炭 4.5g，丹参 25g，白芍 15g，吴茱萸 3g，黄连须 6g，甘草 6g。3 剂。

患者服上方后，胃脘痛胀明显减轻，未呕吐。仍有泛酸，上方更加煅瓦楞 18g，又服 5 剂。诸症消失。

（七）关于寒热并用问题

寒热并用的治法，主要用于寒热错杂证。在《伤寒论》和《金匮要略》二书中，寒热并用的治法较多。如外寒内热喘咳气逆之麻杏石甘汤证，咳逆倚息不能卧、烦躁而喘之小青龙加石膏汤证，均属于寒热并用之治法。脾胃不和，寒热错杂于中，痞满呕逆，肠鸣下利，用半夏泻心汤，辛开苦降以解寒热互结；脾阳不足不能统血，"下血，先便后血"，用黄土汤温阳健脾养阴止血。本方以灶心土、附子、白术与生地、阿胶、黄芩配用，也属于寒热并用的治法。其他如治疗妇科杂病之温经汤，以桂枝、吴茱萸、川芎、当归等温热药，与丹皮、麦冬等凉润药同用，其重点还是在于温经祛寒养血活血祛瘀。类似寒热并用的方例，在古方和近代方剂中是很多的。我们讨论选药组方，应该深刻领会上述方剂中有关寒热并用的组方意义。

在临床实践中，一些慢性病患者，特别是某些脾肾不足、肝气抑郁、营血内虚的患者，常常表现为寒热互见，因此，在治疗上也应寒热兼调。当然，寒热兼调并不分主次。对于某些久病患者，根据病情，在治疗上，或以益肾健脾理气温中为主，少佐一些寒药，或以养阴清热解郁为主，少佐一点温药，以协调其阴阳的相对平衡，往往收到较为满意的效果。

齐某，女，47 岁，农民。因腹泻腹隐痛、低热 1 个月余，于 1976 年 5 月入我院内科。入院后，经各种化验检查均未发现异常，治疗两周，不效。乃请中医会诊。

患者面色萎黄，形体瘦弱，下午体温常在 37.5℃左右。不思饮食，时而欲呕，大便溏，日 3~4 次。脉细微弦略数，重取无力，舌暗红而润，前半部无苔。诊为脾肾两虚，肝郁气滞，湿热余邪留恋，治宜养阴健脾和胃止泻，少佐温通解郁之品。

处方：怀山药 24g，白扁豆 15g，薏苡仁 20g，太子参 15g，白芍 12g，乌梅 6g，黄连须 6g，炮姜炭 4.5g，柴胡 6g，陈皮 10g，甘草 6g。3 剂。

服上方后，腹泻腹痛好转，低热腹胀亦减，食欲较前增多。续服上方 4 剂，腹泻止，低热、腹胀等基本消退。又调理 2 剂，乃出院。

（八）关于脉证从舍问题

有的患者脉证不相符合，这就要进一步分析，要透过现象看本质，或舍脉从证，或舍证从脉。《伤寒论》中有"阳明病，脉迟……大承气汤主之"（208条），"太阳病不解，转入少阳……脉沉紧者，与小柴胡汤"（266条）等舍脉从证之治例。大承气汤为苦寒峻下剂，"脉迟"，迟主寒，这显然与证不符。但这里的脉迟，并非虚寒之迟脉，乃热邪郁闭于内，腑气不通，阳气不得伸张所致。故舍脉从证，用大承气汤急下存阴。小柴胡汤为治疗半表半里的主方，沉脉主里，紧主寒主痛，这与半表半里证的脉不相符合，可见这也是舍脉从证的治法。

至于舍证从脉的问题，有些患者，主诉的症状与脉、舌象不符，这要进一步分析。假若脉、舌象反映的是真实情况，而主诉症状不是本质问题，这就要舍证从脉。舍证从脉或舍脉从证，归根结底还是审证求因，治病求本的问题。

师某，女，25岁，农民，1972年9月25日来院就诊。自述畏寒甚，四肢冷（当时身着棉衣），夜间盖两条棉被仍觉冷，伴胸胁满胀不适，时有心悸，小便不利，病经一周。患者体格健壮，脉沉细略数，重按有力，舌苔薄黄。诊为肝郁气结、热郁于里，内郁热外假寒证，治宜疏肝解郁为主，与四逆散加味。

处方：柴胡15g，枳实9g，赤芍12g，桂枝6g，茯苓12g，甘草3g。2剂。

二诊：自述服上方1剂后，畏寒证明显减轻，除去了棉衣。药尽2剂，畏寒等症消失。

按：《伤寒论》318条云："少阴病，四逆，其人或咳，或悸，或小便不利，或腹中痛，或泄利下重者，四逆散主之。"方下自注云："悸者加桂枝五分，小便不利者加茯苓五分……"本病症见恶寒甚，四肢冷，伴心悸，小便不利，故于原方加桂枝、茯苓。从症状表现看是寒证，但从脉、舌象来分析，则寒证是假，内有郁热是真，故舍证从脉论治。

（九）关于处方用药的药量问题

处方用药剂量，有的医生习惯用大量，有的医生习惯用小量，究竟如何适从？吕老认为，处方药量的大小，应该遵循以下原则：

1. 药量大小要依据病情而定

一般是急症、重症用药量宜大；慢性久病，且胃纳较差者，宜小量缓图。例如,大承气汤之急下存阴,白虎汤之清热生津,不用大量不足以胜病。曾治一阳明里热患者,高热,口渴引饮;汗出,脉洪实有力,伴有咳嗽,病经一周不退。方用白虎汤加桑叶、杏仁、瓜蒌皮,生石膏用至 60g,知母 15g,一剂而热退大半,2 剂而热退。

慢性久病患者药量不宜过大,因为久病体虚,胃纳多差,再用大剂药物频投,必然更损伤胃气,加重病情。当然,久病体质尚好,食量不减,辨证确属气滞血瘀或痰浊阻滞较明显者,药量亦可适当增大。曾治一久病患者,腹满胀腹泻,欲呕,纳食甚少,形体消瘦。曾多次更医治疗,病情不见好转,反而愈来进食愈少,依据脉证,诊为久病气阴两伤,肝郁脾虚,胃气失和。治以益气养阴和胃健脾止泻法,药用小剂量,连用几剂后,改为每周服 3 剂,并配合丸剂缓调。经过一段时间治疗,患者饮食逐渐增加,腹泻欲呕等症逐渐消退。

2. 用药剂量要根据药物的性味、功用而定

有些药物用量宜大,如磁石、牡蛎、龙骨、石决明、珍珠母等质重的药物。另有些味甘淡性平的药物,如怀山药、芡实、薏苡仁、茯苓之类,用量也宜适当增大。有些药物用量宜适当减小,有两种情况:一是某些叶、花等质轻的药物,如竹叶、荷叶、薄荷叶、通草、莲子芯等。这类药物如果用量大(如在 10g 以上),一是不必要,再则是称药、煎药也不方便,因此处方时应予注意。另一类情况是某些较猛烈或有剧毒的药物,如附子、麻黄、大黄、巴豆、草乌、甘遂、大戟、芫花等。特别是后几种药物,用时更应慎重,超过量,易出现严重的中毒反应。还有个别药物,如北五加皮,用量过大,有的可引起某些反应,如呕吐、心率减慢等,这在临床应用时也应注意。

(十)关于治疗慢性病的"守方"问题

已故名老中医岳美中教授指出:"对于慢性病的治疗,不但有方,还要有守,朝寒暮热,忽攻忽补,是治疗杂病所切忌的"。吕老非常赞同岳老的意见。一些慢性病,都是由渐而来,病势多相对稳定,因此处方用药不宜经常变动。在一二次诊断后,只要认为辨证无误,在确定治疗处方后,就要守方,一般不要轻易变动。复诊时即便随证变动一些药物,也不过少量的增减。一个对证药方,初投药后或者没有任何效应,若医生无定见,再加上患者要求速效,便立即改弦易辙,病情仍不见效,则再次更方;愈改方医生愈无定见,愈改方距离证情愈远,其收效亦难矣！当然,在第一次诊断处方后,如果辨证有误,或者在复诊时病情有了新的变化,是允许而且应该重新变法更方的。否则不宜轻易更换方药。吕老临床治疗某些慢性病(如迁延性肝炎或慢性活动性肝炎、慢性胃肠疾病、慢性肾炎以及血栓闭塞性脉管炎等),常常用一个处方守服,较长时间不变。有时改变,也只是在原方的基础上进行加减。这样有方有守的治疗,一方面是对于病情有利;另一方面也便于临床总结。

吕奎杰谈处方用药的四种结合

吕奎杰老中医认为：一张较好的处方，在药物组成配伍方面有它一定的特点，或阴阳兼顾，气血互调；或动静相伍，表里相合；或升降并用，敛疏兼施等。结合临床体会，试谈动静、升降、敛散、表里等四个方面的结合。

一、动静结合

动静结合，即动药和静药有机的配伍应用。所谓"动"，系指药物性能多走而不守，如行气、活血、通下、利水、辛温助阳等药皆属之。所谓"静"，是指药物性能偏于呆滞，如益气养阴健脾药物。动和静是矛盾的统一，二者既相反又相成。犹如功法锻炼，无论是动功或静功，有一个基本要求：既动中求静或静中求动，达到动静结合。较好的处方也应体现这一点。在《伤寒论》和《金匮要略》中，很多处方都体现了动静结合。例如大黄䗪虫丸、小青龙汤等，就是动静结合的代表方。大黄䗪虫丸以大黄、䗪虫、水蛭、桃仁等大队的动药和地黄、芍药、甘草等静药配伍，体现了活血逐瘀为上、养阴扶正为辅的动静结合；小青龙汤以麻、桂、辛、姜等动药同五味子、芍药、甘草等静药相合。以解表散寒化饮为主，酸甘化阴为辅的动静相合。在近代一些有效的方剂中，也多能体现这一点。一般来讲，虚证患者处方应以静药为主，动药为辅，体现静中求动，只有静中求动才能补而不滞；实证患者处方应以动药为主，静药为辅，体现动中求静，只有动中求静，才能泻而无伤。当然，新病邪实属于"急下存阴力"者又当别论。至于虚实夹杂之证，依据病情的标本缓急，动药和静药的具体应用，又当因人因证而施。

(一)静中求动

以生脉散加石斛(或元参)、丹参、甘草及小量枳壳、厚朴组成基本方,适用于气阴两虚患者,症见舌红少苔(或根中薄黄苔)、舌体胖,不思饮食,倦怠乏力等症。低热不退者加银柴胡;舌红无苔者加乌梅;兼大便溏者加怀山药、薏苡仁;大便秘者加小量大黄;咳嗽久不解者加百部、紫菀、桔梗、薄荷,感染发热者加鱼腥草、板蓝根。临床应用颇能应手。

(二)动中求静或动静并用

适用于邪实正未大虚者。例如肝病或肾病腹水患者,如果是第一次或第二次出现腹水,邪实正未大伤,用药治疗每以五苓散加大腹皮、炒莱菔子、佛手、麦芽、丹参、赤芍、党参、甘草等组成基本方。腹水明显、小便极少者,猪苓、茯苓、泽泻用大量,或更加冬瓜皮、木通、茅根之属,甚者加用二丑。待小便增多,腹水消除大半后,再减少动药之量,酌增静药以扶正。近些年来,治疗肝、肾病腹水患者多例,每依上方加减取效。

二、升降结合

升降结合,即上升药与下降药有机配伍应用。常用升清药如升麻、柴胡、葛根、桔梗、荷叶等;常用降逆药赭石、半夏、苏子、大黄、沉香、柿蒂等。《内经》谓:"升降出入,无器不有。"人体的生命活动,一刻也离不开脏腑气机的升降。张锡纯引述黄坤载一段话:"人之中气,左右回旋,脾主升清,胃主降浊,在下之气不可一刻而不升,在上之气不可一刻而不降,一刻不升则清气下陷;一刻不降则浊气上逆……"。(《医学衷中参西录》)因此,在治法上的降逆升清,应成为调整体内气机升降紊乱的主要手段。气虚下陷者,治宜益气升清;冲胃气逆者,治宜降逆纳冲,这仅是就病机较为单纯者而言。若久病虚实错杂、气机紊乱于中者,在治法上又宜升降并用。

(一)降逆寓升

临证用于肾虚气火上逆、经久不愈之较顽固性牙痛,每仿东垣清胃散化裁;药用熟地(或生地、熟地并用,宜大量)、丹皮、生石膏、大黄、升麻、细辛、白芷、青皮、甘草等组成基本方。本方重用地黄益肾养阴纳冲,是为主药;辅以石膏、大黄清热降逆泻浊,升麻、白芷、细辛升阳散郁止痛;佐丹皮、青皮凉血清热疏肝,使甘草和中。肾气复、肝气平,郁火清,冲胃之气火不再上逆,而牙痛可止。

(二)升清寓降

临床常用于久病体虚气机升降紊乱之慢性胃病患者。胃气宜降,慢性胃炎患者胃气多失于和降,治宜降逆和胃;胃下垂患者多气虚下陷,治宜益气升清。若久病虚实夹杂、气机紊乱于中者,升降又宜并用。

曾治患者季某,女,44 岁,教师。因患胃下垂、十二指肠炎、贫血原因待查等多种疾病,久治不效,邀吕老诊治。胃下垂至盆腔、髂骨下 5~6cm。化验检查:白细胞 3.8×10^9/L,血红蛋白 90g/L;尿常规:蛋白(+),白细胞(+)。B 超检查提示多囊肝、多囊肾。症见面色萎黄少华,精神萎靡,胃痛、小腹部重坠,短气,不思饮食(日进流食约 50g),嗝逆,嗳气,泛酸、夜不能寐,大便秘结,常 5~6 日一行,舌暗紫,尖边有瘀点瘀斑,苔根中薄黄腻,脉细微弦,左寸关稍旺。辨证为久病气阴两伤,中气下陷,湿瘀交阻于中,治宜益气升清、化瘀泻浊,予补中益气汤(减白术,以枳实易陈皮)合丹参饮更加大黄(小量)、黄连、柿蒂等。守方治疗 1 个月(随证略有加减)。症状大部消失,饮食增多。2 个月后恢复了工作。

三、敛散结合

敛散结合,是收敛药与疏散药结合应用,亦称敛疏兼施法,常用收敛药如五味子、山萸肉、龙骨、牡蛎、白芍,乌梅、赤石脂、罂粟壳等,常用疏散药物包括疏肝理气药及某些疏风解表药。气耗散者,治宜敛而固之,气结于内者,治宜疏而散之,这是指病情较为单纯者而言。有些患者病情复杂,既有气阴耗伤治宜扶正收敛的一面,又有气机郁结治宜疏散的一面,因此敛和散又常配合应用。

(一)疏散寓敛

临床常用于以下病证:①用于虚人外感后病情缠绵久不愈者。患者有恶寒鼻塞、周身不适等,用一般解表药不效,若脉见弦大重取无力,舌红润舌体较胖者,治宜在解表方药中,适当加入收敛扶正之品,每能收到好的效果。临证常以柴胡桂枝汤为基础,更加生龙骨、生牡蛎以敛之(徐灵胎、张锡纯等谓龙骨敛正气而不敛邪气),治验良多。②用于咳嗽久不解者。每于相应的辨证处方中加入小量炙麻黄(或薄荷)合五味子(必要时更少加罂粟壳),一散一敛,以适应肺气之开阖。所谓"肺欲收,急食酸以收之,以酸补之,以辛泄之",意即指此。

(二)敛中寓散

例如久病腹泻患者,每多见有脾肾两虚、肝气郁滞等临床表现,如大便稀溏,日 2~3 次,腹部重坠或满胀,食欲不振,倦怠乏力等。治法常以益脾肾收敛固下为主,佐理气疏散之品。偏寒湿者,每以四神丸合参苓白术散化裁,温敛之中寓疏;脾阴不足证兼湿热者,每以缪氏资生丸加乌梅,养阴健脾,敛中寓散,此皆有敛散结合之意。

四、表里结合

这里所说的表里结合,并非指表里双解,而是指在内科杂病的治疗中,例如对于慢性肝病、慢性肾病的治疗中,在应用养血疏肝健脾益肾等治法的同时,适当加入一些散表药,借以达到和调表里、提高疗效之目的。

(一)用于血虚肝郁之胁背疼痛

选用地黄、当归、白芍、川芎、鸡血藤、元胡、柴胡、桂枝、秦艽、甘草等组成基本方。舌质暗紫血瘀证明显者,加桃仁或乳香、没药;气虚者加党参;苔腻者加藿香、薏苡仁之属。于大队里药中加入桂枝、秦艽等,乃借风药以畅达肝气,调畅表里气血,从而提高临床疗效。

(二)用于慢性肾炎患者

有些慢性肾炎患者,尿中蛋白常久不消除,若肾功能尚好,又无外感等临床表现者,每在补益脾肾,祛湿活血的基础上酌加风药,借以提高疗效。如选用黄精(或地黄)、山药、芡实、五味子(或萸肉)、白术、茯苓、泽泻、石韦、丹参、白芍、蝉衣、防风(或少加羌活)等组成基本方。气虚明显者加黄芪、党参;肾阳不足加淫羊藿、巴戟天;阴虚阳亢者加龙骨、牡蛎;血瘀明显者加当归、红花;食欲不振者加佛手、焦三仙。于大队里药中加用一些疏风药,一则除湿,二则预防外感,增强免疫功能。